**일러두기**

## 뇌미인 트레이닝을 함께 하실 여러분을 환영합니다!

**뇌미인 트레이닝은 좌우 양쪽 페이지로 구성됩니다.**

왼쪽 페이지는 뇌건강에 유익한 정보와 나의 삶을 돌이켜보고 계획하는 활동으로 구성되어 있으며, 오른쪽 페이지에는 주의집중력과 기억력, 시공간능력, 계산능력, 전두엽 기능, 그리고 언어능력의 다양한 인지문제가 수록되어 있습니다. 특히 이번 2호에는 좌측면에 유럽문제가 포함되어 있어 여행하는 기분으로 공부하실 수 있습니다.

**매일의 활동에 들어가기 전에,**

뇌미인 트레이닝은 한 권당 3개월 과정으로 구성되어 있습니다.

뇌미인이 되기 위한 인지건강 수칙인 '진인사대천명+3高'을 깊이 새겨두시고, 책에 있는 일주일 계획을 꼼꼼히 세워보시기 바랍니다. '나덕렬 교수의 뇌미인 이야기'도 읽어가면서 두뇌건강을 위해 하루 20분씩 꾸준히 노력과 시간을 투자하여 인지문제를 풀어보세요.

인지문제를 풀 때는 많은 생각이 필요하고, 답을 여러 번 고쳐 써야 할 수 있으므로 볼펜보다는 연필과 지우개를 사용하는 것이 좋습니다. 문제의 정답은 한 주 활동이 끝나면 그 다음 페이지에 게재되오니 참고하시기 바랍니다.

매일 하루 20분, 뇌미인 트레이닝으로 치매를 이기는 진정한 뇌미인이 되시기 바랍니다.

---

보내실 곳 : 도서출판 뇌미인
주소 : 경기도 남양주시 사릉로 34번길 21. 105동 509호
전화번호 : 031) 592-2353
이메일 : brainbeauty365@gmail.com

치매예방학습지

# 뇌美인
## TRAINING 365
### 2

{ **치매없는 아름다운 뇌만들기 프로젝트** }

매일 매일 두뇌 트레이닝이 당신의 뇌를 젊게 만듭니다.
얼굴 관리하듯 뇌 관리하여 치매없이 아름답게 살수 있습니다.
오늘 당신의 생각이, 운동이, 금연이, 끼니가 뇌미인을 만듭니다.

들어가는 말

# 뇌미인 트레이닝365 2호 발간에 즈음하여

뇌미인 트레이닝365 왜 필요한가?

갈수록 치매 환자가 늘어나고 있습니다. 전세계 학자와 제약회사들이 치매 약제를 개발하고 있으나 아직은 특효약이 없는 상황이며, 설령 약이 개발된다고 해도 일단 치매 단계로 진행된 후에는 효과가 그리 크지 않을 것으로 생각됩니다. 따라서 "Prevention is the best medicine"이라는 표현처럼 치매에 있어서는 '예방이 최고의 약'입니다.

어떻게 해야 치매를 예방할 수 있을까요?
그 답은 '진인사대천명+3高'에 있습니다. 우리는 2010년 아주대학교 의과대학 이윤환 교수님의 주관 하에 전세계 12,105건의 문헌을 고찰하여 'PASCAL'이라는 인지건강수칙을 만들었고, 이를 세계적 권위의 국제의학잡지인 〈International Psychogeriatrics〉에 게재했습니다. 이 논문은 이 잡지에서 2010년 한 해 동안 가장 많이 읽힌 논문으로 꼽힐 정도로 큰 관심을 불러 모았습니다. PASCAL은 Physical activity(규칙적인 운동), Anti-smoking(금연), Social activity(활발한 사회활동), Cognitive activity(적극적인 두뇌활동), Alcohol-in moderation(절주), Lean body mass and healthy diet(뇌 건강 식사)의 첫 글자를 딴 명칭입니다. 저는 이를 우리 국민들이 쉽게 외우고 생활 속에서 적용할 수 있도록 돕고자 진인사대천명(진땀나게 운동하고, 인정사정 없이 담배 끊으며, 사회활동과 긍정적인 사고를 하고, 대뇌 활동을 적극적으로 하고, 천박하게 술 마시지 말고, 명을 연장하는 식사를 하자)으로 명명하였습니다.

또 저는 연구를 통해서 이 치매 예방 수칙에서 대뇌활동이 얼마나 중요한지를 실감하였습니다. 정상 노인을 대상으로 치매를 연구하면서 아무런 처치도 시행하지 않은 대조군에게 3년 간격으로 두 번에 걸쳐 뇌 MRI를 촬영한 뒤 대뇌피질의 두께를 비교했을 때, 생각보다 많은 부위가 얇아지는 것을 목격하고 놀라움을 금할 수 없었습니다(조한나/나덕렬, Neurobiol Aging. 2013). 그러나 정상 노인으로 구성된 실험군에게 로봇을 이용하여 규칙적인 인지훈련을 시행하고 MRI를 촬영한 결과 대조군과는 달리 대뇌피질이 두꺼워지는 것을 직접 관찰했고(김건하/나덕렬, PLoS One. 2015), 이 연구 결과를 통해 우리 국민들에게 많은 희망을 줄 수 있다고 생각했습니다. 그래서 이 책을 집필하게 된 것입니다. 매일 매일 조금씩 문제를 풀면서 뇌에 알통을 만드는 것은 매우 중요합니다. 실제로 최근 이대 목동병원 정지향 교수와 인하대학교 최성혜 교수가 현재 문제집과 유사한 문제를 경도인지

장애 환자에게 적용한 결과, 치매 예방효과가 뚜렷하다는 것을 발표하였습니다(Psychotherapy and Psychosomatics, 2016).

2015년 뇌미인 트레이닝365 1호를 발간한 후 많은 분들이 호평을 보내왔고, 이 책을 이용하신 분들의 한결같은 소감은 다음과 같았습니다.

"치매에 대한 막연한 불안감이 사라졌어요"
"우울증이 없어졌어요"
"목표와 꿈이 생겨서 인생이 정리가 된 느낌이 들어요"
"설거지를 하다가도, 길을 걷다가도, 문제의 답을 생각하는 습관이 생겼습니다"
"손자에게 연필과 지우개, 필통을 선물 받고 아들딸에게 모르는 문제를 물어가며 공부를 하니, 마치 학생으로 돌아간 기분입니다"
"매일 공부거리가 있어 행복합니다. 이제는 문제를 풀지 않으면 허전할 것 같습니다"
"머리가 맑아지고 정리되는 기분입니다. 확실히 문제를 푸는 것이 두뇌건강에 도움이 되는 것 같습니다. 다른 친구들에게도 꼭 추천하고 싶습니다"

이제 이 분들의 성원에 힘입어 2호를 발간합니다.
부디 이 책을 통해 많은 분들이 치매를 예방하고 행복한 노년 생활을 지내시기를 간절히 바랍니다.

2016년 9월 저자 나 덕 렬

# 나의 뇌를 웃게 하고 치매를 예방하는 '진인사대천명'
## '盡人事待天命'

▶ **진**땀나게 운동하고
매일 운동하는 사람은 알츠하이머병이 생길 확률이 80% 낮다.

▶ **인**정사정없이 담배 끊고
흡연을 시작해 25~30년 정도 지나면 알츠하이머병의 위험이 250% 증가한다.

▶ **사**회 활동과 긍정적인 사고를 많이 하고
혼자서 외롭게 지내는 사람은 치매에 걸릴 확률이 1.5배나 높다.

▶ **대**뇌 활동을 적극적으로 하고
TV 시청 등 수동적인 정신 활동만 하면 인지장애에 걸릴 확률이 10% 증가한다.

▶ **천**박하게 술 마시지 말고
과음과 폭음은 인지장애에 걸릴 확률을 1.7배나 높인다.

▶ **명**을 연장하는 식사를 하라
비만인 사람이 3년 후 치매에 걸릴 확률은 정상 체중인 사람에 비해 1.8배 높다.

## 꼭 이루고 싶은 간절한 꿈

1.

2.

3.

4.

5.

# 유럽 전체 지도 (유럽 관련 상식 제공)

- **인구 순위**

| 1 | 2 | 3 | 4 | 5 |
|---|---|---|---|---|
| 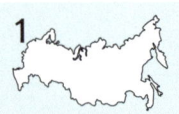 | 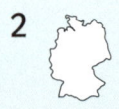 | 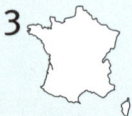 | 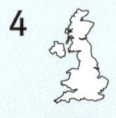 | 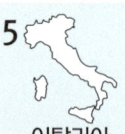 |
| 러시아 | 독일 | 프랑스 | 영국 | 이탈리아 |
| 약 142,423,773명 | 약 80,996,685명 | 약 66,259,012명 | 약 63,742,977명 | 약 61,680,122명 |

- **행복지수 순위** ('2016년 세계 행복 보고서' 발표 자료)

  1 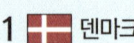 덴마크　2 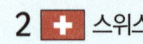 스위스　3 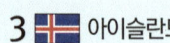 아이슬란드　4 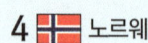 노르웨이　5 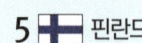 핀란드

- **국내총생산 (GDP) 순위** (2016년 IMF 기준)

  1 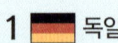 독일　2  영국　3 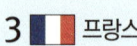 프랑스　4 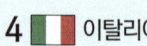 이탈리아　5 스페인

- **언어**

  **영어**
  -  영국
  - 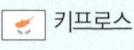 키프로스
  - 아일랜드
  - 몰타

  **프랑스어**
  - 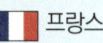 프랑스
  - 벨기에
  - 스위스
  - 안도라
  - 룩셈부르크
  - 모나코

  **독일어**
  -  독일
  - 루마니아
  - 리히텐슈타인
  - 스위스
  - 오스트리아
  - 룩셈부르크
  - 벨기에

- **유럽연합(EU) 27 회원국**

  1. 그리스　2. 네덜란드　3. 덴마크　4. 독일
  5. 라트비아　6. 루마니아　7. 룩셈부르크　8. 리투아니아
  9. 몰타　10. 벨기에　11. 불가리아　12. 스웨덴
  13. 스페인　14. 슬로바키아　15. 슬로베니아　16. 아일랜드
  17. 에스토니아　18. 오스트리아　19. 이탈리아　20. 체코
  21. 크로아티아　22. 키프로스　23. 포르투갈　24. 폴란드
  25. 프랑스　26. 핀란드　27. 헝가리

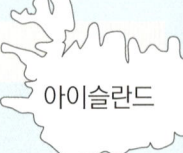
아이슬란드

아일랜드

피레네 산맥

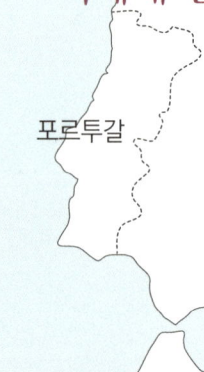
포르투갈　스페인

*본 책자에 수록된 유럽 관련 정보는 네이버와 위키피디아의 자료를 참고하였습니다.

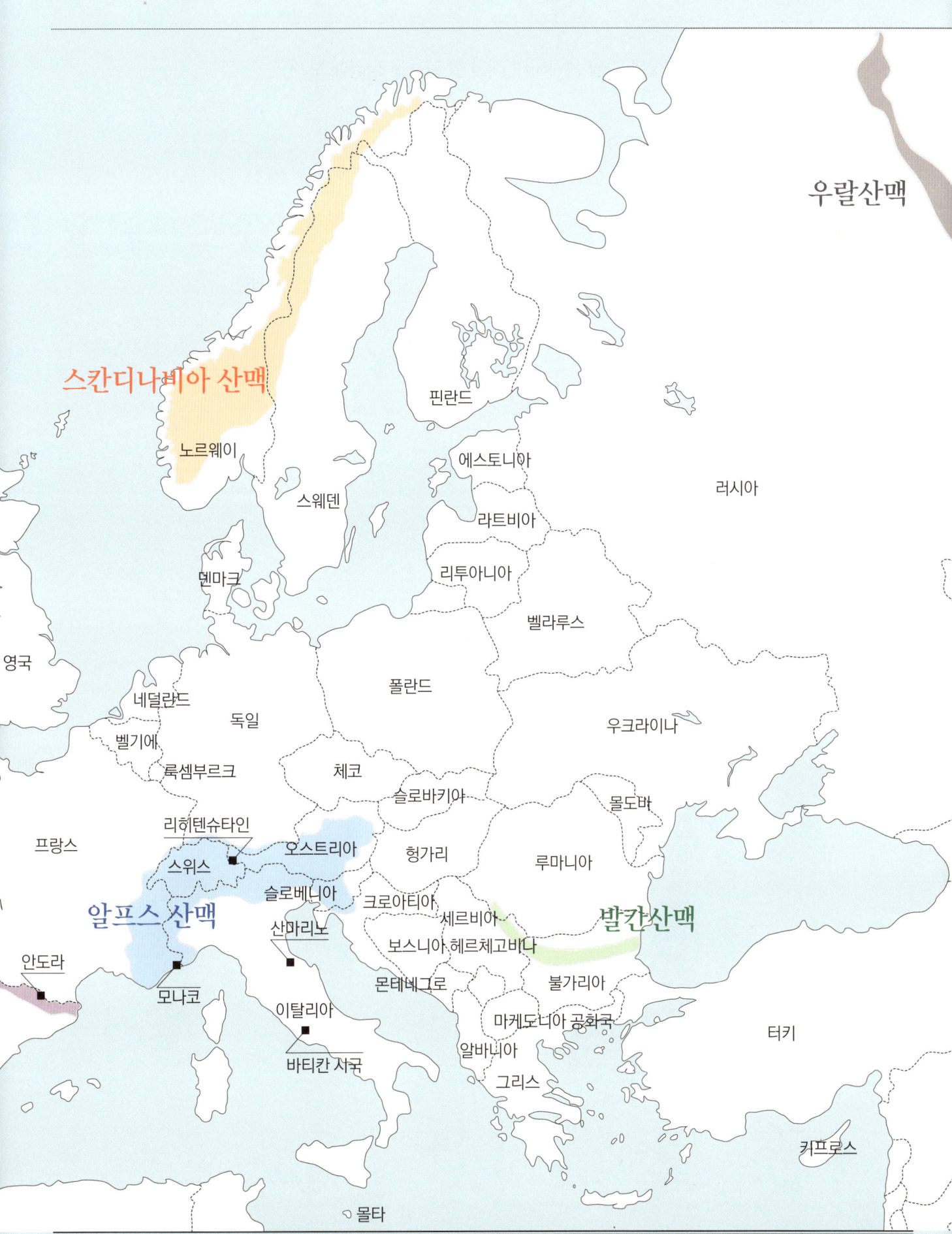

월요일

# 일주일 계획

이번 일주일을 생각하며 해야 할 일들을 정리해 보세요.

꼭 해야 할 일들 :

월 :

화 :

수 :

목 :

금 :

중요한 약속 / 만날 사람 :

재미난 계획 :

# 배수 찾아 연결하기

4의 배수를 찾아 색칠해 보세요. 색칠한 것을 연결했을 때 어떤 숫자가 나오는지 맞혀 보세요.
4의 배수는 4로 나누었을 때 딱 떨어지는 숫자를 말합니다.

| 10 | 90 | 23 | 69 | 41 | 9 | 55 | 142 | 21 | 139 | 78 | 13 |
|---|---|---|---|---|---|---|---|---|---|---|---|
| 170 | 82 | 161 | 199 | 194 | 157 | 85 | 166 | 202 | 162 | 183 | 30 |
| 57 | 32 | 100 | 84 | 112 | 123 | 49 | 48 | 76 | 24 | 126 | 135 |
| 159 | 106 | 163 | 98 | 144 | 177 | 136 | 105 | 94 | 83 | 92 | 15 |
| 18 | 146 | 73 | 138 | 200 | 129 | 192 | 102 | 154 | 189 | 56 | 171 |
| 179 | 128 | 52 | 160 | 116 | 174 | 180 | 193 | 43 | 158 | 120 | 67 |
| 74 | 169 | 47 | 173 | 188 | 178 | 156 | 145 | 186 | 161 | 88 | 99 |
| 33 | 121 | 175 | 58 | 172 | 14 | 132 | 122 | 182 | 107 | 12 | 75 |
| 186 | 16 | 164 | 72 | 148 | 150 | 131 | 196 | 108 | 68 | 194 | 134 |
| 130 | 162 | 166 | 143 | 170 | 50 | 182 | 190 | 198 | 174 | 178 | 167 |
| 11 | 151 | 42 | 70 | 187 | 163 | 19 | 155 | 79 | 26 | 147 | 5 |

## 매일의 단어 문제 | 다음의 초성으로 만들 수 있는 단어를 20개 이상 적어 보세요.

[ ㅂ ㄱ ] 배경,

화요일

# 뇌미인 트레이닝 체험후기

### 뇌미인 트레이닝 치매예방학습지를 하고
안화복 님 (춘천 석사동 60세)

여행과 삶에 대해서 생각해본다.
여행을 떠나려고 미리 계획을 세울 때 우리의 마음은 이미 행선지에 도착한다. 그때부터 즐겁고 행복한 여행이 시작된다. '삶'도 여행이다. 뇌미인 트레이닝 치매예방 학습지를 하고부터 내 삶은 여행이 되었다. 매주 월요일 구체적으로 내가 할 일들이 무엇인지 구슬을 꿰듯 계획을 하나하나 꿰어본다. 꼭 해야 할 일, 중요한 약속, 또 만나야 할 사람, 그리고 재미난 계획은 무엇이 있는지 등등 계획을 꼼꼼히 세우면서부터 나의 마음은 이미 삶이라는 여행에서 천리를 앞서 가고 있다. 그렇게 행복한 한 주가 시작된다.
사람은 삶 속의 이야기를 통하여 서로간에 관계를 맺는다. 만나는 사람마다 이야기 소재를 찾아가며 기대감에 부풀어 행복하고 희망의 긍정 에너지를 받는다.

나는 뇌미인 트레이닝1호를 다하고 난 뒤 변화를 느꼈다. 한 권을 다하는 3개월 동안 나의 기억력은 놀랍도록 향상되었다. 예전에는 핸드폰을 가방에 넣고 어디에 두었는지 몰라 남편에게 핀잔을 들으면서 전화 좀 걸어 달라고 하고, 어느 날에는 모임에 나가 밥을 먹으면서 내 핸드폰 소리인줄도 모르고 어디서 많이 들어본 노래 소리가 난다며 열심히 밥만 먹은 적도 있다. 옆 사람이 당신 가방에서 핸드폰이 울린다는 말을 듣고 소스라치게 놀랐고 집에 와서는 혹시 친정엄마를 닮아서 치매가 오는 게 아닌가 하고 안절부절 하며 걱정을 하기도 했다.

그런데, 뇌미인 트레이닝으로 매주 계획을 세우고, 인지문제를 풀고, 금요일마다 일주일을 정리 하면서부터 나의 뇌는 서서히 변화 되어 갔다. 일주일 전의 일까지 덩굴에 딸려 나오는 감자처럼 하나가 기억나면 주렁주렁 기억이 딸려 나왔다. 인생은 60부터라고 하지 않았는가? 살 날들이 산 날들보다 적다고 한 들 그게 뭐 대수인가? 삶이라는 여행은 오래 하는 것보다 남은 여행을 어떻게 할 것인지가 중요하지 않을까?
'꿈'에는 정년이 없다고 한다. 일하지 않고 매일 놀기만 한다면 사람은 무기력해진다.
뇌도 일을 하듯 매일 반복 학습을 하지 않으면 활력을 잃어버리고 자기의 중요한 역할을 상실한다는 것을 알았다. 사는 날 까지 '꿈'을 꾸며 나의 재능을 사회에 환원하고 치매에 안 걸리고 건강한 뇌미인으로 행복하고 보람 있는 삶을 살아 갈 것이다.

# 글자와 위치 기억하기

아래의 표 안에 명절과 기념일 및 국경일이 있습니다.
명절과 기념일 및 국경일을 찾아 동그라미 표시하고, 이름과 위치를 기억해 보세요.
종이로 왼쪽 표를 가리고 기억한 것을 오른쪽 표에 작성해 보세요.

| 현 | 광 | 어 | 설 |
|---|---|---|---|
| 충 | 복 | 버 | 날 |
| 일 | 절 | 이 | 한 |
| 추 | 석 | 날 | 글 |
| 개 | 천 | 절 | 날 |

|  | 광 |  |  |
|---|---|---|---|
| 충 |  |  |  |
|  |  | 이 |  |
|  |  |  | 글 |
|  | 천 |  |  |

기억해 볼까요? 위에 두 표를 가리고 기억한 명절과 기념일 및 국경일을 찾아 동그라미 표시해 보세요.

식목일, 설날, 스승의 날, 제헌절, 현충일, 국군의 날, 노인의 날, 광복절, 어린이날, 장애인의 날,
어버이날, 정월대보름, 한글날, 단오, 추석, 성탄절, 근로자의 날, 개천절

**매일의 단어 문제** | 아래 제시된 초성을 보고 신체 부위 이름을 맞혀 보세요.

〈예시〉 ㄷㄹ → 다리

1. ㄱㅅ
2. ㅂ꼽
3. ㅅㅌ
4. ㄱㄷㄹㅇ
5. ㅍㄲㅊ

6. ㅅ목
7. ㅇㄷㅇ
8. ㅎㅂ지
9. ㅂㅁ
10. 무ㄹ

# 나덕렬 교수의 뇌미인 이야기

수요일

### 아름다운 동행

70대 초반의 아름다운 부부의 이야기다. 자식들을 다 키워서 결혼시킨 뒤 한숨 돌리고 황혼을 즐기려는 부부의 삶에 변화가 생겼다. 아내가 자꾸 무언가를 깜빡 잊고, 잘못 기억한 것을 인정하지 않고 우기는 등 사소한 것에 쓸데없는 고집을 부리기 시작한 것이다. 이에 남편은 과도한 스트레스로 정신과 치료까지 받게 되었다. 그러나 남편은 아내가 치매의 전 단계인 경도인지장애임을 알게 되었고, 아내의 행동을 이해하게 되면서 자신의 생각과 행동을 바꿔나갔다. 가령 식사 준비를 잊고 있는 아내에게 "밥 없으면 나가서 사먹자"라고 말하고 외식을 한 다음, 돌아올 때 산책을 하고는 했다.

3년 전, 나는 이들 부부에게 즐겁게 함께 할 수 있는 일을 배워보라고 권유했다. 부부는 고심 끝에 사진을 배우기로 결정했고 학원에 등록해서 1년 동안 정식으로 사진에 대해 배웠다. 이후 일주일에 두세 번은 사진을 찍으러 가는데, 남편의 촬영 실력은 전문가 수준이 되었고 포토샵까지 배워서 보정까지 직접 한다. 물론 아내는 배우는 속도가 더뎠지만 곧 꽤 잘찍게 되었고, 남편이 사진을 보정할때 옆에서 조언을 하기도 했다. "음악을 전공해서 그런지 몰라도 이 사람이 나보다 사진 감각이 훨씬 나아요. 무엇보다도 함께 대화할 거리가 생겨서 좋아요. 뇌 운동도 되고, 몸 운동도 돼요. 사진 배우기를 정말 잘 한 것 같아요" 라고 남편은 말했다. "그렇지만 다 이해가 되는 것도, 스트레스가 없는 것도 아니에요. 힘들 때도 많고 답답할 때도 있어요. 그럴 때는 정말이지 한 대 쥐어박고 싶어요. 하하하. 그때마다 젊었을 때 나를 위해 희생했으니 이제는 제가 이 사람을 위해서 뭔가를 해야 할 차례라고 생각하죠" 라면서 남편은 눈물을 글썽인다.

가슴 아픈 이야기일 수 있지만 한편으로는 아름다움이 그려지는 이야기이기도 하다. 치매에 걸렸다고 반드시 불행한 것은 아니다. 예기치 않은 사건들이 닥쳤을 때 그것을 어떻게 해석하느냐에 따라 결과는 천지차이가 된다. 이 부부의 이야기를 들으니, 사진 찍기가 치매의 진행을 늦추는데 안성맞춤인 것 같다. 사진 찍기는 여행을 가거나 여러 장소를 걸어 다니면서 실생활에서 유용하게 활용할 수 있고 덩달아 기분도 좋아지는, 뇌에 좋은 요소가 많은 활동이다.

나는 남편에게 사진을 찍은 다음 자기 전에 그날 찍은 사진을 같이 보면서 이야기를 나눠보라고 했다. 언제 어디서 찍었고 찍을 당시 상황이 어땠는지 두런두런 이야기를 나누다보면 기억력에 많은 도움이 된다. 그래서인지 이 환자분은 병의 진행속도가 느리다.

# 글자 회전

앞쪽 뇌를 키우기 위한 스와프(SWAP) 방법입니다. 예시와 같이 글자를 180도로 회전하여 적어 보세요. 내 앞에 사람이 앉아 있다 생각하고, 앞사람이 봤을 때 올바른 방향의 글자가 되도록 상상하면서 글자를 적어 보세요. 단, 종이를 돌려서 작성하면 안 됩니다.

| 앞쪽 뇌 키우는 SWAP | 거꾸로 쓰기 | dVMS 극능ㅣ乇 눕쫕 |

TV 보다는 SWAP하라

Speaking
말하기

Writing
글쓰기

Active Discussion
토론

Presentation
발표

---

**매일의 단어 문제** | 두 글자씩 짝을 지어 단어를 만들어 보세요. (글자는 중복해서 사용해도 됩니다)

| 행 |   | 체 |   | 상 |
|---|---|---|---|---|
| 기 |   | 용 |   |   |
| 토 |   | 채 |   | 조 |
|   |   |   |   | 장 |
| 보 |   | 양 |   | 소 |

체조

목요일

# 내가 여행 한 유럽 국가는?

그동안 여행 다녀온 유럽 국가를 모두 적어 보고, 아래 지도에서 그 나라를 찾아 노란색으로 색칠해 보세요.
그리고 앞으로 여행 가고 싶은 유럽 국가가 있다면 어떤 나라인지 적어 보고,
지도 위에 초록색으로 색칠해 보세요.

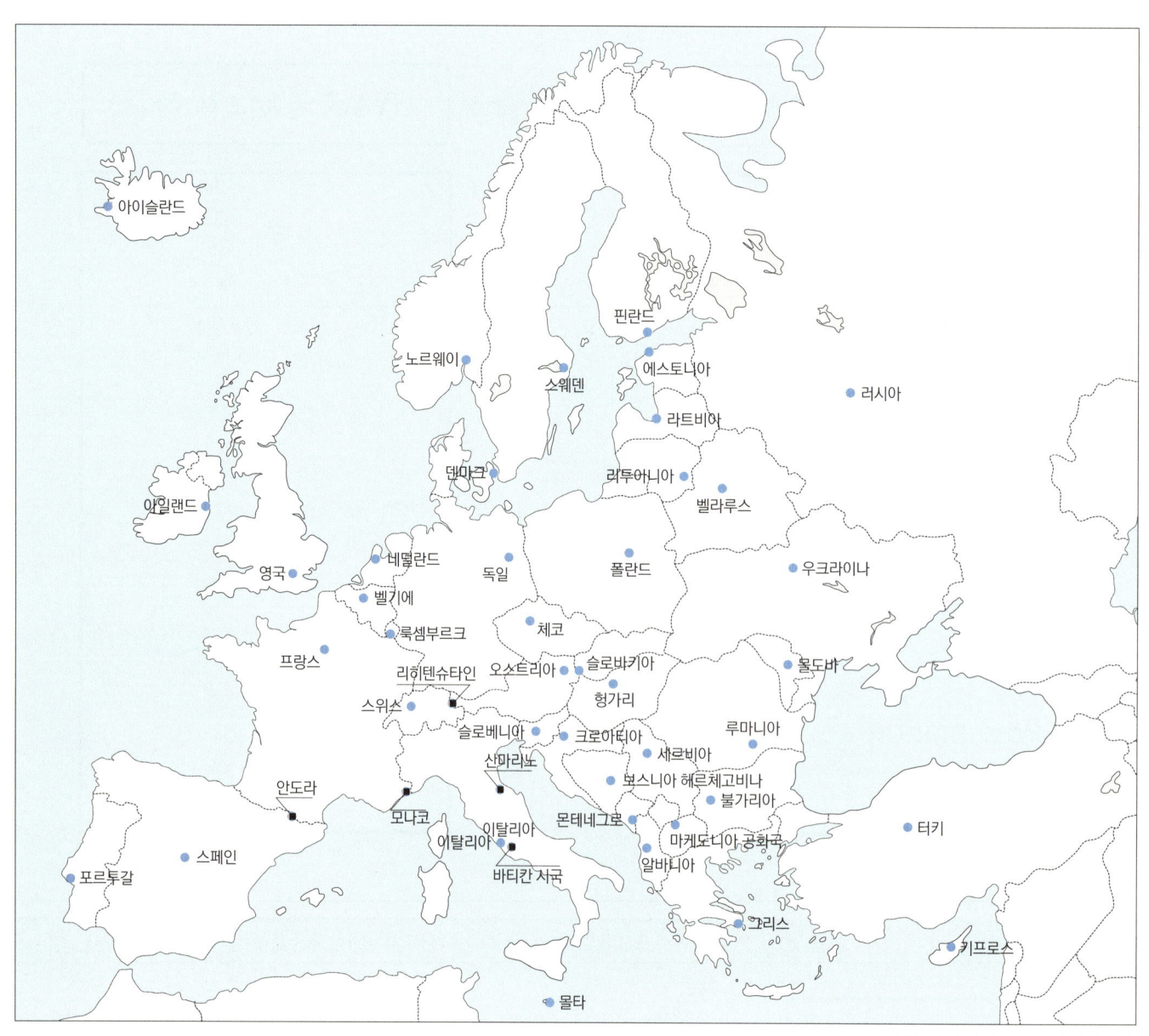

● 표시는 각 나라의 수도의 위치 입니다.

1. 유럽 국가 중, 여행 다녀온 나라를 모두 적어 보세요.

2. 앞으로 여행 가고 싶은 유럽 국가를 모두 적어 보세요.

# 숫자 계산

21~29까지의 숫자를 한 번씩만 사용하여 아래의 식을 완성해 보세요.
가로줄과 세로줄에 제시되어 있는 숫자의 합이 모두 맞아야 합니다.

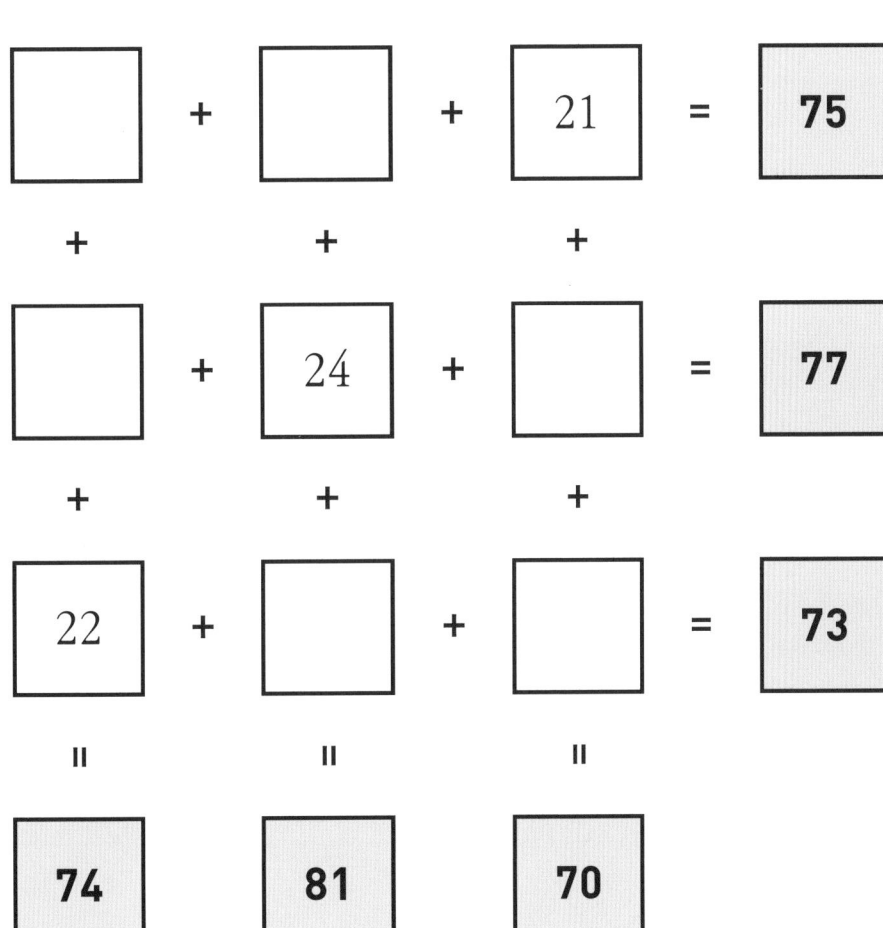

| **매일의 단어 문제** | 다음의 초성으로 만들 수 있는 단어를 20개 이상 적어 보세요. |

[ ㅂ ㅅ ] 박수,

금요일

# 일주일 정리

이번 한 주 내가 한 일들을 떠올려 보세요. 기억력 향상에 많은 도움이 됩니다.

월:

화:

수:

목:

금:

이번 주 만난 사람 :

## 나의 긍정 점수

지난 한 주 만난 사람, 주위 사람들을 떠올리고 한 사람씩 평가해 보세요.
그 평가가 바로 당신의 긍정 정도를 말해 줍니다.

대상 |

점수 |
(100점 만점)

# 스도쿠

〈가로 줄〉, 〈세로 줄〉, 〈작은 9칸의 네모〉 안에 1~9의 숫자를 중복되지 않게 한 번씩 채워 넣으세요.
빈칸이 적은 줄부터 시작해 보세요.

| 3 |   |   |   | 7 | 1 | 2 | 6 | 5 |
|---|---|---|---|---|---|---|---|---|
|   |   |   |   |   |   |   | 9 | 3 |
| 7 | 5 |   |   |   | 9 | 8 | 1 | 4 |
| 6 |   | 8 |   |   | 2 | 1 | 5 | 9 |
|   | 2 | 7 |   |   | 6 | 3 | 4 | 8 |
| 4 | 1 | 5 | 9 | 8 | 3 | 7 | 2 | 6 |
|   |   | 3 | 4 |   | 5 | 6 |   | 1 |
|   |   |   |   | 2 |   | 8 |   | 7 |
|   |   | 1 |   |   |   | 5 | 9 | 2 |

**매일의 단어 문제** | 아래 제시된 초성을 보고 신체 부위 이름을 맞혀 보세요.

〈예시〉 ㄷㄹ → 다리

1. ㄱ
2. ㅎㄹ
3. ㅇㅈㅅㄱㄹ
4. ㅇㅁ
5. ㅋ

6. ㅈㅇㄹ
7. ㅅㅂㄷ
8. ㄴㅆ
9. ㅁ
10. ㅇㄲ

# [정답]

1주

### 01-1 [ 주의집중력 _ 배수 찾아 연결하기 ]

| 10 | 90 | 23 | 69 | 41 | 9 | 55 | 142 | 21 | 139 | 78 | 13 |
|---|---|---|---|---|---|---|---|---|---|---|---|
| 170 | 82 | 161 | 199 | 194 | 157 | 85 | 166 | 202 | 162 | 183 | 30 |
| 57 | 32 | 100 | 84 | 112 | 123 | 49 | 48 | 76 | 24 | 126 | 135 |
| 159 | 106 | 163 | 98 | 144 | 177 | 136 | 105 | 94 | 83 | 92 | 15 |
| 18 | 146 | 73 | 138 | 200 | 129 | 192 | 102 | 154 | 189 | 56 | 171 |
| 179 | 128 | 52 | 160 | 116 | 174 | 180 | 193 | 43 | 158 | 120 | 67 |
| 74 | 169 | 47 | 173 | 188 | 178 | 156 | 145 | 186 | 161 | 88 | 99 |
| 33 | 121 | 175 | 58 | 172 | 14 | 132 | 122 | 182 | 107 | 12 | 75 |
| 186 | 16 | 164 | 72 | 148 | 150 | 131 | 196 | 108 | 68 | 194 | 134 |
| 130 | 162 | 166 | 143 | 170 | 50 | 182 | 190 | 198 | 174 | 178 | 167 |
| 11 | 151 | 42 | 70 | 187 | 163 | 19 | 155 | 79 | 26 | 147 | 5 |

### [ 매일의 단어 문제 ]

반감, 반격, 반경, 반군, 반기, 발간, 발견, 발광, 발굴, 발굽, 발급, 발길, 밥값, 방광, 방귀, 방금, 배관, 배경, 배구, 배급, 백기, 뱃길, 번개, 벌금, 법계, 법관, 법규, 베개, 변경, 변기, 별감, 별개, 별거, 병균, 보강, 보건, 보결, 보고, 보관, 보급, 복개, 복구, 복권, 복귀, 본가, 본격, 본관, 봉건, 봉급, 봉기, 부가, 부검, 부고, 부근, 부과, 부귀, 부기, 북극, 분과, 분규, 분기, 불가, 불경, 불교, 불구, 불길, 붕괴, 비결, 비관, 비교, 비극, 빈곤, 빗금, 빗길, 빙과 등 기타 다른 단어도 있습니다.

### 01-2 [ 기억력 _ 글자와 위치 기억하기 ]

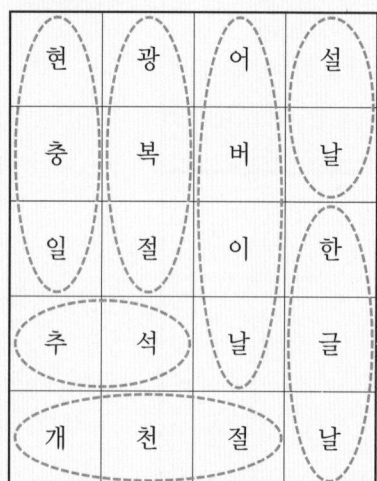

식목일, 설날(O), 스승의 날,
제헌절, 현충일(O),
국군의 날, 노인의 날,
광복절(O), 어린이날,
장애인의 날, 어버이날(O),
정월대보름, 단오, 한글날(O),
추석(O), 성탄절,
근로자의 날, 개천절(O)

### [ 매일의 단어 문제 ]

1. 가슴
2. 배꼽
3. 손톱
4. 겨드랑이
5. 팔꿈치
6. 손목
7. 엉덩이
8. 허벅지
9. 발목
10. 무릎

### 01-3 [ 시공간 능력 _ 글자 회전 ]

TV 보다는 SWAP하라

Speaking
말하기

Writing
글쓰기

Active Discussion
토론

Presentation
발표

➡

TV 보다는 SWAP하라

Speaking
말하기

Writing
글쓰기

Active Discussion
토론

Presentation
발표

### [ 매일의 단어 문제 ]

기보, 기상, 기소, 기장, 기행, 보기, 보상, 보양, 보장, 보조, 보행, 상기, 상소, 상양, 상용, 상장, 상조, 상체, 상행, 소상, 소양, 소용, 소장, 소행, 양기, 양보, 양소, 용기, 용상, 용조, 용체, 장기, 장상, 장소, 장용, 장조, 조기, 조상, 조소, 조장, 채보, 채소, 채용, 체양, 체조, 토기, 토양, 토장, 행기, 행보, 행상 등 기타 다른 단어도 있습니다.

### 01-4 [계산력 _ 숫자 계산]

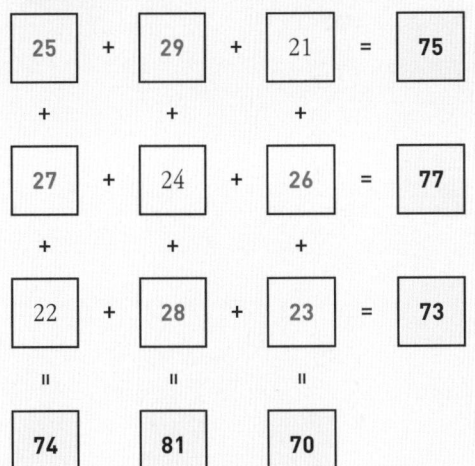

### [ 매일의 단어 문제 ]

박사, 박수, 박스, 반사, 반생, 반성, 반송, 반숙, 반시, 발사, 발상, 발생, 발설, 발성, 발신, 밤새, 밤색, 밤샘, 밥상, 밥솥, 방석, 방세, 방송, 방수, 방식, 방심, 배상, 배색, 배설, 배송, 배수, 배식, 배신, 백색, 백성, 백수, 뱃살, 뱃삯, 버선, 버섯, 번성, 번식, 법사, 법석, 벼슬, 변사, 변소, 변수, 변신, 변심, 별세, 병사, 병색, 병실, 보살, 보상, 보색, 보석, 보수, 복사, 복수, 복습, 복식, 본사, 본색, 본성, 봉사, 부사, 부산, 부상, 부서, 부속, 부수, 부식, 부실, 분산, 분석, 분쇄, 분수, 분식, 분신, 분실, 불상, 불성, 불순, 불신, 불심, 비상, 비서, 비석, 비수, 빈소, 빈속, 빗속, 빙산, 빙수 등 기타 다른 단어도 있습니다.

---

### 01-5 [ 전두엽 기능 _ 스도쿠 ]

| 3 | 9 | 4 | 8 | 7 | 1 | 2 | 6 | 5 |
|---|---|---|---|---|---|---|---|---|
| 1 | 8 | 2 | 5 | 6 | 4 | 9 | 7 | 3 |
| 7 | 5 | 6 | 3 | 2 | 9 | 8 | 1 | 4 |
| 6 | 3 | 8 | 7 | 4 | 2 | 1 | 5 | 9 |
| 9 | 2 | 7 | 1 | 5 | 6 | 3 | 4 | 8 |
| 4 | 1 | 5 | 9 | 8 | 3 | 7 | 2 | 6 |
| 2 | 7 | 3 | 4 | 9 | 5 | 6 | 8 | 1 |
| 5 | 6 | 9 | 2 | 1 | 8 | 4 | 3 | 7 |
| 8 | 4 | 1 | 6 | 3 | 7 | 5 | 9 | 2 |

### [ 매일의 단어 문제 ]
1. 귀
2. 허리
3. 엄지손가락
4. 이마
5. 코
6. 종아리
7. 손바닥
8. 눈썹
9. 목
10. 어깨

---

## [ 14페이지 - 유럽문제 정답 ]

\* 개인에 따라 다르므로 정답은 따로 없습니다.

월요일

# 일주일 계획

이번 일주일을 생각하며 해야 할 일들을 정리해 보세요.

꼭 해야 할 일들 :

월 :

화 :

수 :

목 :

금 :

중요한 약속 / 만날 사람 :

재미난 계획 :

# 모양 찾아 연결하기

아래 모양 판에서 Ô의 모양을 모두 찾아 색칠해 보세요.
Ô의 모양을 연결했을 때 어떤 글자가 나오는지 맞혀 보세요.

| Õ | Û | Ò | Ö | Ø | Θ | O | Φ | ю | θ | φ | Ю | D |
|---|---|---|---|---|---|---|---|---|---|---|---|---|
| Â | Q | ä | Ô | Õ | Â | θ | Q | Õ | Â | Ô | Õ | θ |
| θ | Û | Ю | Ô | O | Φ | ю | Õ | Â | Q | Ô | Ø | Θ |
| Õ | Û | Ö | Ô | θ | Û | Õ | Û | Ø | Ö | Ô | Ö | Õ |
| Û | Õ | θ | Ô | Q | Ø | Ø | Θ | Õ | Ø | Ô | Q | Ø |
| Â | Ø | Θ | Ô | Ô | Ô | Ô | Ô | Ô | θ | Ô | Â | Õ |
| Õ | Ö | Û | Õ | Ø | O | Φ | ю | Ò | Ö | Ô | Ö | θ |
| Û | Â | θ | Õ | θ | Ô | Â | O | Φ | ю | Ô | Û | Õ |
| Õ | Ò | Ö | Ø | Θ | Ô | Q | Û | Ò | Ö | Ô | Ø | Â |
| Õ | Ø | Ô | Ô | Ô | Ô | Ô | Ô | Ô | Ô | Ô | θ | Õ |
| θ | Õ | Q | Õ | Õ | Â | Õ | Q | Õ | Ø | Ô | Ö | θ |

---

**매일의 단어 문제** | 다음의 초성으로 만들 수 있는 단어를 20개 이상 적어 보세요.

[ ㅂ ㄷ ] 바다,

화요일

# 컬러링 활동

그림의 선을 따라 그려보고 다양한 색상으로 색칠해 보세요.

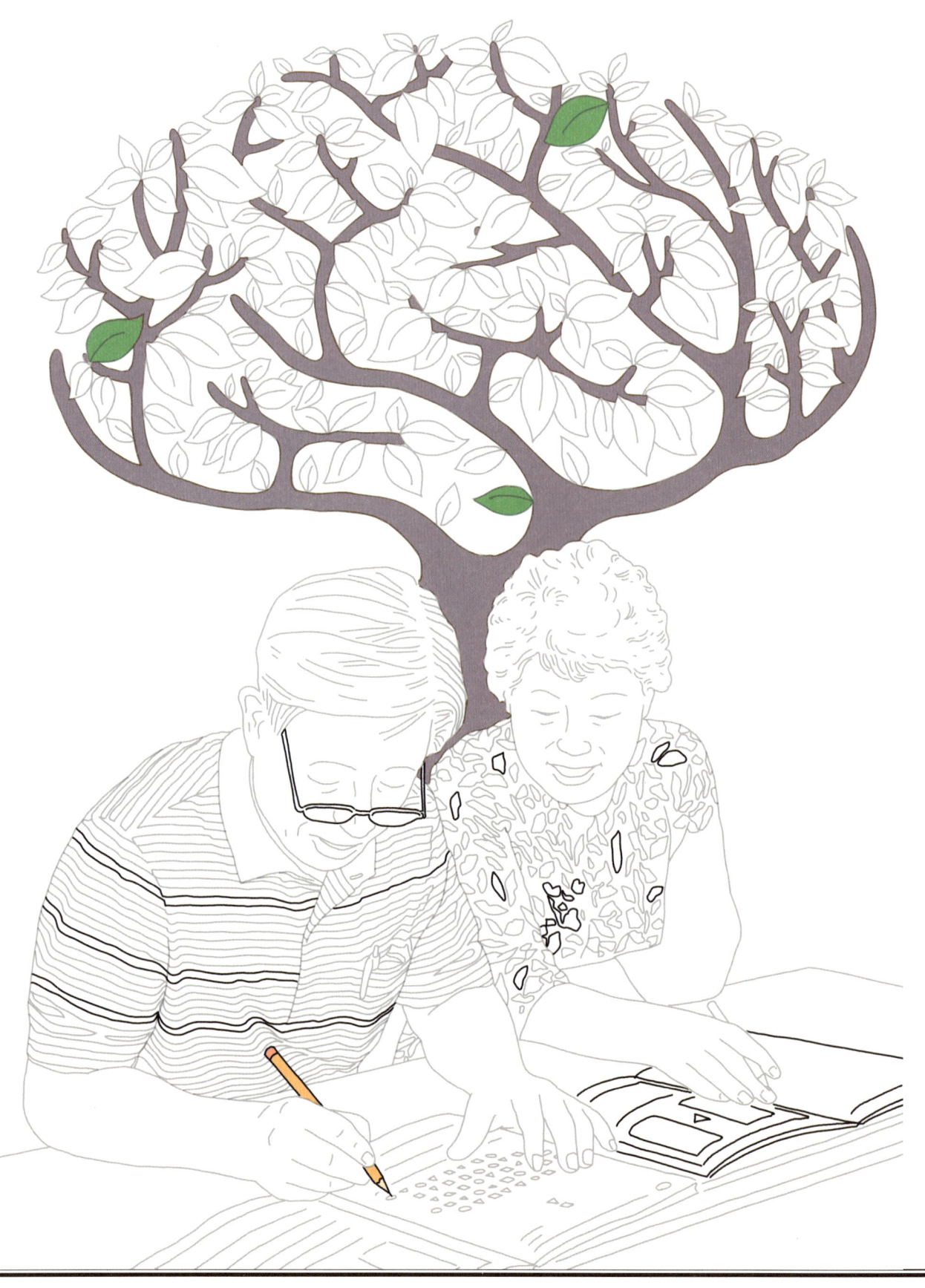

# 단어 짝지어 기억하기

두 개씩 묶어진 단어를 쉽게 기억하기 위해
두 단어의 비슷한 점을 찾아 보고,
이야기를 만들어서 외워 보세요.
예시) 신문과 신사는 둘 다 '신'으로 시작한다,
　　　멋진 신사가 신문을 본다.

왼쪽 내용을 종이로 가리고,
빈칸에 들어갈 알맞은 단어의 짝을 생각하여
적어 보세요.

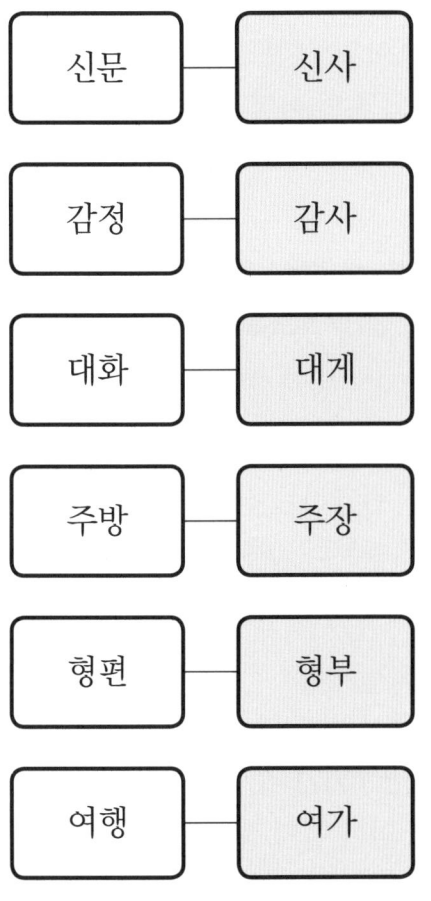

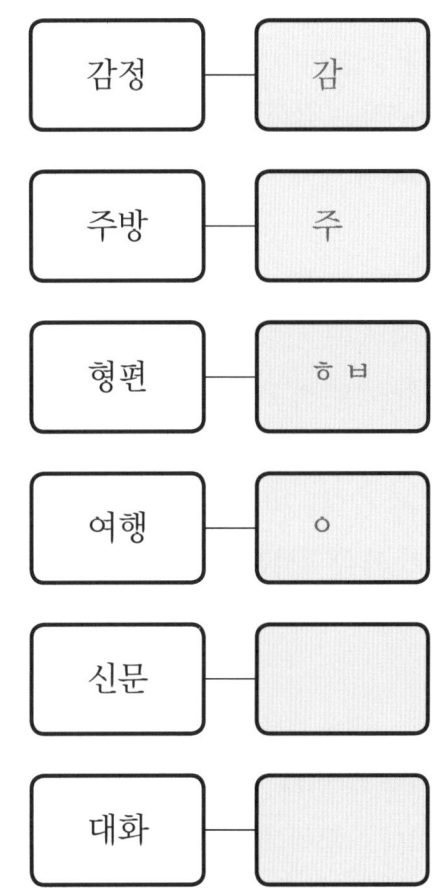

| **매일의 단어 문제** | 아래 제시된 초성을 보고 가족 및 친척 호칭을 맞혀 보세요.

〈예시〉 ㄱㅁ → 고모

1. ㅎㅇㅂㅈ
2. ㅁㄴㄹ
3. ㅅㅇ
4. ㄷ숙
5. ㅊㅈ

6. ㅇㅅㅁ
7. ㅇ모
8. ㅎㅅ
9. ㅁㅎ
10. ㅅㄴㅇ

# 나덕렬 교수의 뇌미인 이야기

## 아밀로이드 페트 뇌촬영

치매의 원인 중 가장 흔한 알츠하이머병은 뇌 속에 아밀로이드라는 잘못된 단백질이 쌓이는 병이다. 알츠하이머병 환자가 돌아가신 후에 뇌 조직을 현미경으로 들여다 보았을 때 아밀로이드 베타(amyloid beta, 또는 베타 아밀로이드)라는 이상 단백질이 관찰되면 알츠하이머병으로 확진할 수 있다. 환자가 살아계실 때 확진을 하려면 뇌 조직 검사를 할 수 밖에 없기 때문에, 현실적으로 알츠하이머병 진단은 인지 검사와 뇌 MRI 결과 등을 바탕으로 추정, 진단하고 있다. 그러나 최근에 아밀로이드 페트(PET, Positron Emission Tomography)라는 검사 방법이 개발되면서 살아있는 상태에서 뇌 속의 아밀로이드 침착 여부를 확인하는 것이 가능해졌다.

아밀로이드 페트는 MRI처럼 통 속에 들어가 머리를 촬영하게 되는데, 통이 훨씬 크고 소음이 없어서 편하다. 촬영 전에 정맥으로 주사를 맞고 60분에서 90분간 대기하게 되며, 통속에 누워서 촬영을 하는 데에는 약 20분 내지 30분 정도의 시간이 소요된다. 아밀로이드 페트 검사는 방사선동위원소 약물을 이용해서 검사를 하기 때문에 방사선량에 대한 궁금증들이 있을 것이다. 아밀로이드 페트 촬영에서 동위원소에 의한 피폭량은 가슴 CT를 2번 촬영하는 분량과 비슷하고, 암 환자들이 촬영하는 전신 페트 양의 반 정도에 해당한다. 또한 주사 후 4시간이 지나면 혈액에서 방사능이 측정되지 않는다. 결론적으로 검사가 편한 편이고, 검사로 인한 심각한 부작용도 없다는 점은 좋은 장점이 될 수 있으나, 검사 비용이 비싸다는 단점이 있다.

아밀로이드는 치매 증상이 생기기 10~20년 전부터 쌓이기 때문에 치매 증상을 보이기 전에도 검사에서 양성으로 나타날 수 있다. 따라서 치매의 초기뿐만 아니라 치매로 진행되기 전 단계에서도 진단이 가능하고, 노화 과정이나 우울증에 의한 인지 장애인지, 알츠하이머병으로 인한 인지 장애인지를 감별할 수 있다. 또한 치매의 원인이 혈관 막힘에 의한 것인지(혈관성치매), 뇌에 물이 차서 생긴 것인지(수두증), 아니면 알츠하이머병 때문인지 구분이 되지 않을 때에도 정확한 감별 진단에 많은 도움을 줄 수 있다. 최근 아밀로이드 베타의 침착을 방지하거나 제거를 촉진하는 새로운 치료법들이 임상 시험 중에 있기 때문에 이러한 약물이 개발되면 아밀로이드 페트 영상의 필요성은 더욱 증가할 전망이다.

아밀로이드 음성

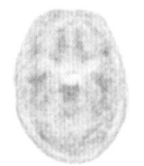 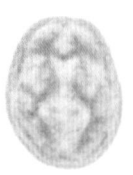 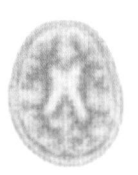 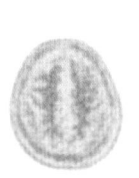

아밀로이드 양성

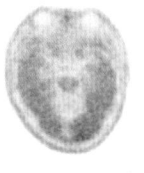 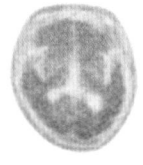 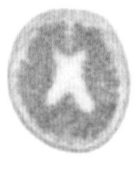 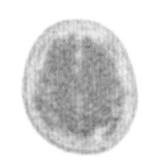

부산대 양산병원 신경과 정나연

# 도형 회전

회전된 4개의 입체도형 중에 색깔 토막의 위치가 다른 도형 하나를 찾아 보세요.

예시)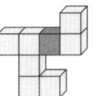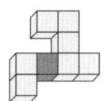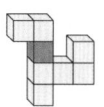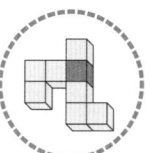

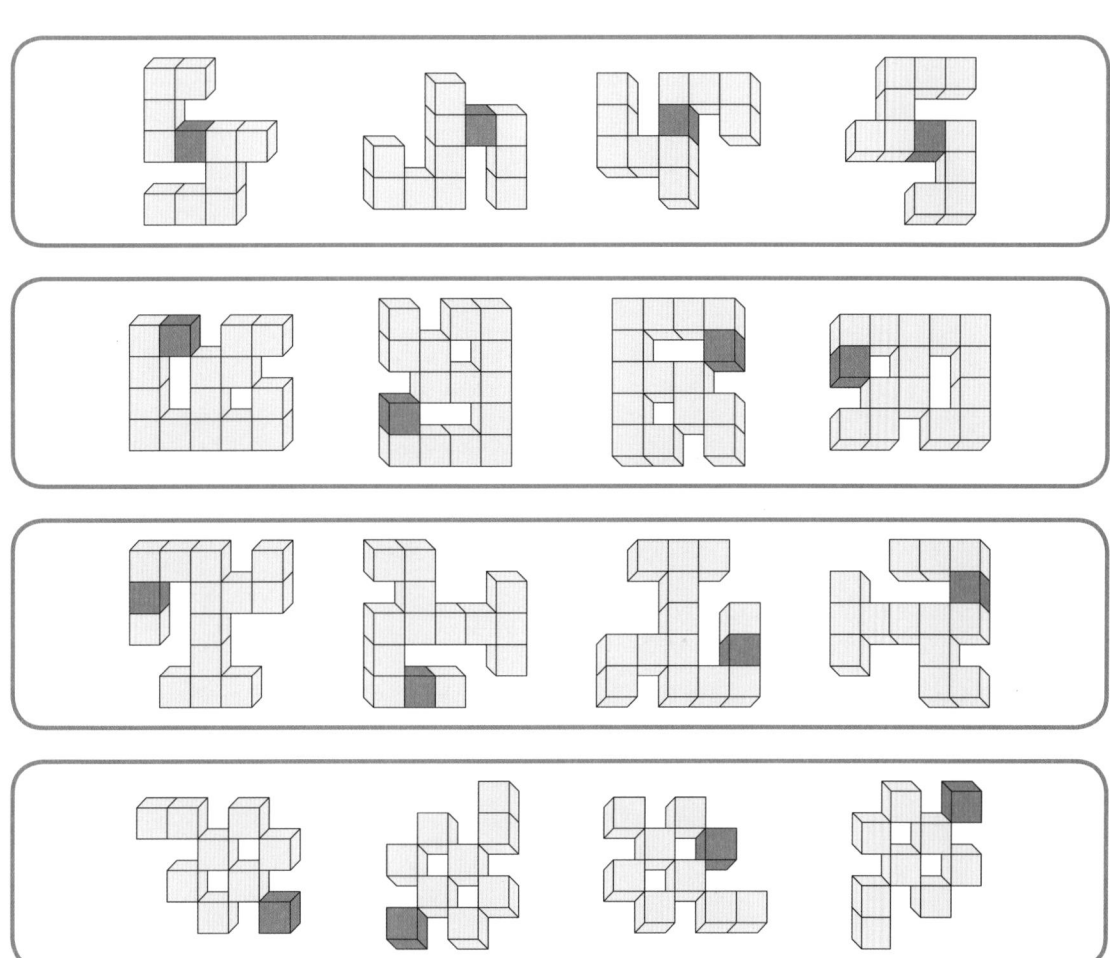

## 매일의 단어 문제 | 두 글자씩 짝을 지어 단어를 만들어 보세요. (글자는 중복해서 사용해도 됩니다)

| 바 | 회 | 파 |
|---|---|---|
| 지 | 목 | 두 |
|   | 호 | 허 |
| 주 | 면 |   |
| 장 | 고 |   |

주장

목요일

# 일주일에 한 번씩 유럽 여행을 떠나자!

앞으로 일주일에 한 번씩 유럽 여행을 떠나게 됩니다. 유럽 국가들의 정보를 익히는 동안 우리의 두뇌가 건강해 질 것입니다. 자, 먼저 유럽 50개국의 이름과 위치를 알아 볼까요~~!!
각각의 초성으로 시작하는 유럽 국가를 모두 찾아 빈칸에 적어 보세요.

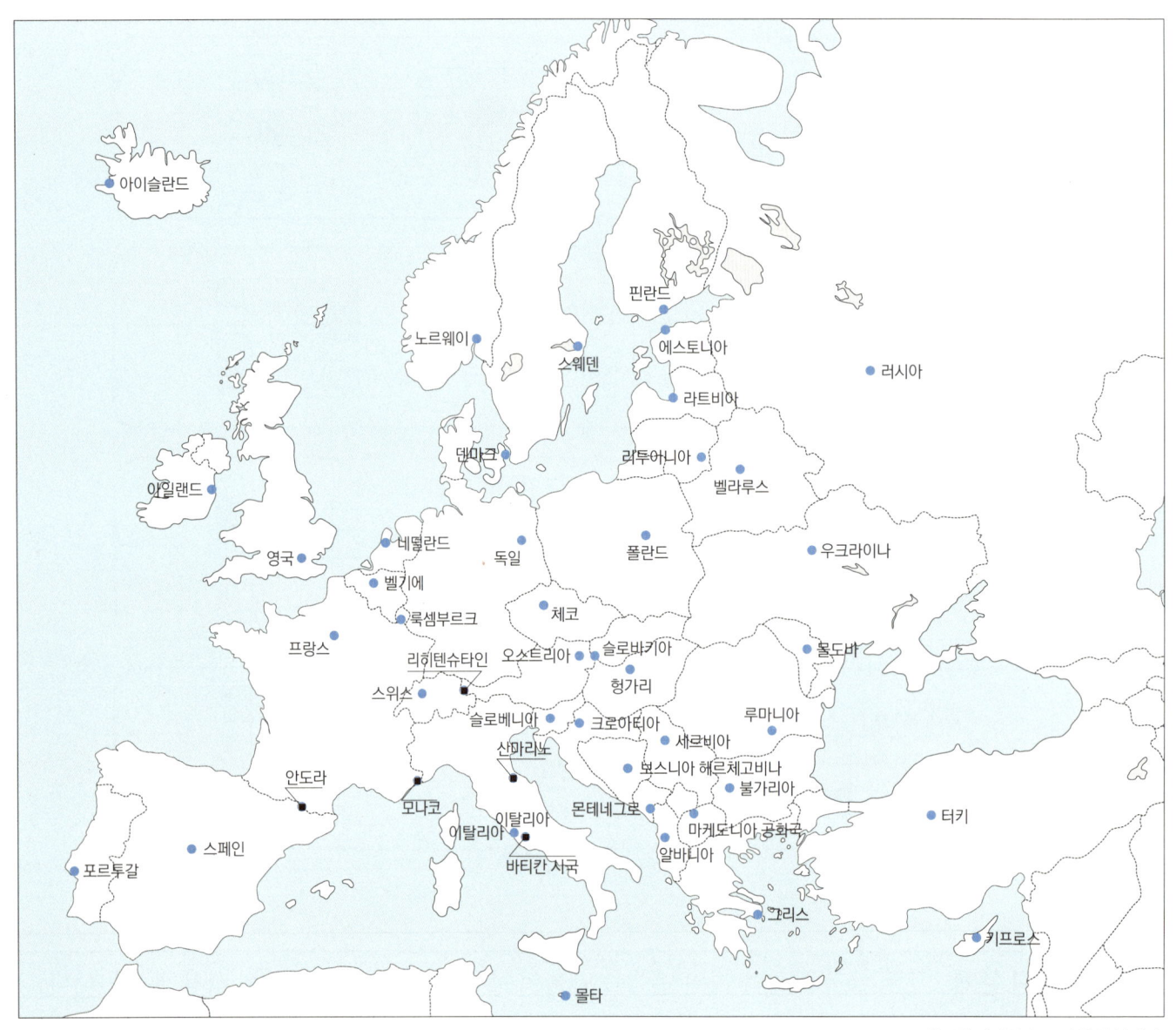

● 표시는 각 나라의 수도의 위치 입니다.

| 초성 | 색상 | 나라 이름 | 초성 | 색상 | 나라 이름 |
|---|---|---|---|---|---|
| "ㅇ"으로 시작하는 나라 이름 | 노란색 | | "ㄴ"으로 시작하는 나라 이름 | 주황색 | |
| "ㅍ"으로 시작하는 나라 이름 | 파란색 | | "ㅂ"으로 시작하는 나라 이름 | 갈색 | |
| "ㅅ"으로 시작하는 나라 이름 | 분홍색 | | "ㅁ"으로 시작하는 나라 이름 | 빨간색 | |
| "ㄹ"으로 시작하는 나라 이름 | 연두색 | | "ㅋ"으로 시작하는 나라 이름 | 보라색 | |

# 주사위 계산

주사위의 동그라미 개수를 숫자로 연상하여 계산해 보세요.

보기와 같이 주사위 두 개로 두 자리 숫자, 세 개로 세 자리 숫자를 만들어 계산해 보세요. 문제에 괄호가 있을 경우, 괄호 안의 식을 먼저 풀어서 답을 구한 다음 앞에서부터 순서대로 계산하면 됩니다.

예시) (３+５) × 16 = 128

1. 36 + 16 − 24 = (　　　　)

2. (53 + 15) × 6 = (　　　　)

3. (51 − 16) × 25 = (　　　　)

4. 44 + 66 − 23 = (　　　　)

5. (13 × 46) + 253 = (　　　　)

6. 351 − 61 + 41 = (　　　　)

---

**매일의 단어 문제** | 다음의 초성으로 만들 수 있는 단어를 20개 이상 적어 보세요.

[ㅂㅇ] 바위,

금요일

# 일주일 정리

이번 한 주 내가 한 일들을 떠올려 보세요. 기억력 향상에 많은 도움이 됩니다.

월 :

화 :

수 :

목 :

금 :

이번 주 만난 사람 :

## 나의 긍정 점수

지난 한 주 만난 사람, 주위 사람들을 떠올리고 한 사람씩 평가해 보세요.
그 평가가 바로 당신의 긍정 정도를 말해 줍니다.

대상 |

점수 |
(100점 만점)

# 다른 모양으로 그리기

 위에는 세모로,  위에는 네모로, ■ 위에는 별로, ★ 위에는 동그라미로 표시하세요.

위의 조건에 맞춰 아래 제시된 모양 위에 알맞은 모양을 그려 보세요.
앞에서부터 차례대로 가능한 한 빨리 해보세요.

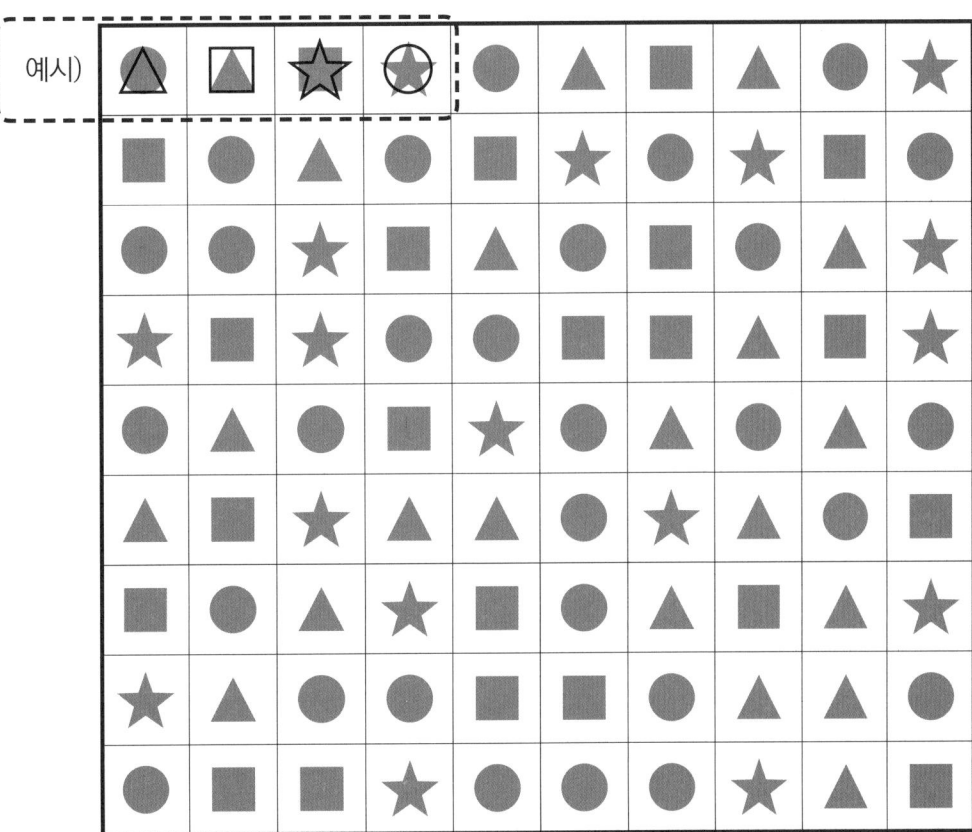

| **매일의 단어 문제** | 아래 제시된 초성을 보고 가족 및 친척 호칭을 맞혀 보세요. |

〈예시〉ㄱㅁ → 고모

1. ㄷㅅ
2. ㅈㅅ
3. ㅅㅇㅁㄴ
4. ㅅㄷㅅ
5. ㅇㅋ
6. ㅂㄲㅅㄷ
7. ㅅㅁ
8. ㄷㄹㄴ
9. ㅈㅇㅇㅂㅈ
10. ㄱㅈㅎㅁㄴ

2주 [정답]

### 02-1 [ 주의집중력 _ 모양 찾아 연결하기 ]

[ 매일의 단어 문제 ]

바닥, 바둑, 박대, 반달, 반대, 반도, 반동, 반등, 반디, 받돌, 발단, 발달, 발동, 발등, 방대, 방도, 방독, 밭둑, 배달, 배당, 법당, 법대, 법도, 변덕, 변동, 별당, 별도, 볏단, 병동, 보답, 보도, 복대, 본드, 봉독, 부담, 부당, 부대, 부도, 부두, 분단, 분당, 분담, 불당, 붕대, 비대, 빈대, 빈도 등 기타 다른 단어도 있습니다.

### 02-2 [ 기억력 _ 단어 짝지어 기억하기 ]

- 감정 – 감사
- 주방 – 주장
- 형편 – 형부
- 여행 – 여가
- 신문 – 신사
- 대화 – 대게

[ 매일의 단어 문제 ]

1. 할아버지
2. 며느리
3. 사위
4. 당숙
5. 처제
6. 외숙모
7. 이모
8. 형수
9. 매형, 맏형
10. 시누이

### 02-3 [ 시공간 능력 _ 도형 회전 ]

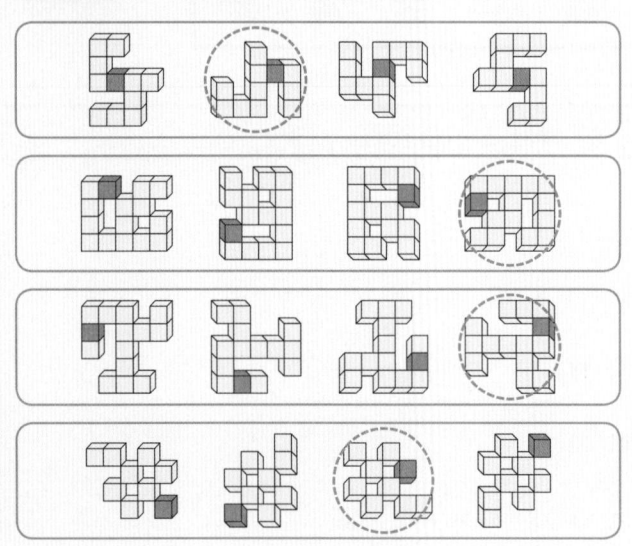

[ 매일의 단어 문제 ]

고장, 고지, 고회, 두목, 두장, 면목, 면장, 면회, 목장, 목회, 바지, 장고, 장지, 장파, 주고, 주장, 주지, 주파, 지고, 지면, 지목, 지장, 지주, 지회, 지목, 파면, 파장, 파주, 파지, 허파, 호두, 호주, 호지, 회고, 회면, 회장, 회지 등 기타 다른 단어도 있습니다.

### 02-4 [ 계산력 _ 주사위 계산 ]

1. 46 + 16 − 4 = 58
2. (53 + 25) X 6 = 468
3. (51 − 14) X 23 = 851
4. 44 + 66 − 33 = 77
5. (13 X 6) + 253 = 331
6. 351 − 64 + 41 = 328

### [ 매일의 단어 문제 ]

반열, 반영, 반응, 발악, 발암, 발언, 발열, 발육, 발음, 밤알, 밤일, 밥알, 방아, 방안, 방어, 방영, 방울, 방위, 배양, 배역, 배열, 배영, 배우, 백인, 번역, 번영, 벌이, 범위, 범인, 법안, 법열, 법원, 법인, 베옷, 변인, 별일, 병역, 병원, 보안, 보약, 보완, 보위, 보유, 복안, 복어, 복용, 복원, 볶음, 본업, 본연, 본의, 본인, 볼일, 봉인, 부아, 부양, 부업, 부엌, 부여, 부왕, 부위, 부인, 부임, 북어, 북위, 분야, 분양, 분업, 분열, 분임, 불안, 불어, 불우, 불운, 불의, 불임, 붕어, 비애, 비약, 비용, 비운, 비위, 비유, 비율 등 기타 다른 단어도 있습니다.

### 02-5 [ 전두엽 기능 _ 다른 모양으로 그리기 ]

### [ 매일의 단어 문제 ]

1. 동서
2. 제수
3. 시어머니, 시이모님
4. 시동생, 시당숙
5. 올케
6. 바깥사돈
7. 숙모
8. 도련님
9. 작은아버지
10. 고조할머니

# [26페이지 - 유럽 문제 정답]

2주

[초성별 나라 이름 찾기]

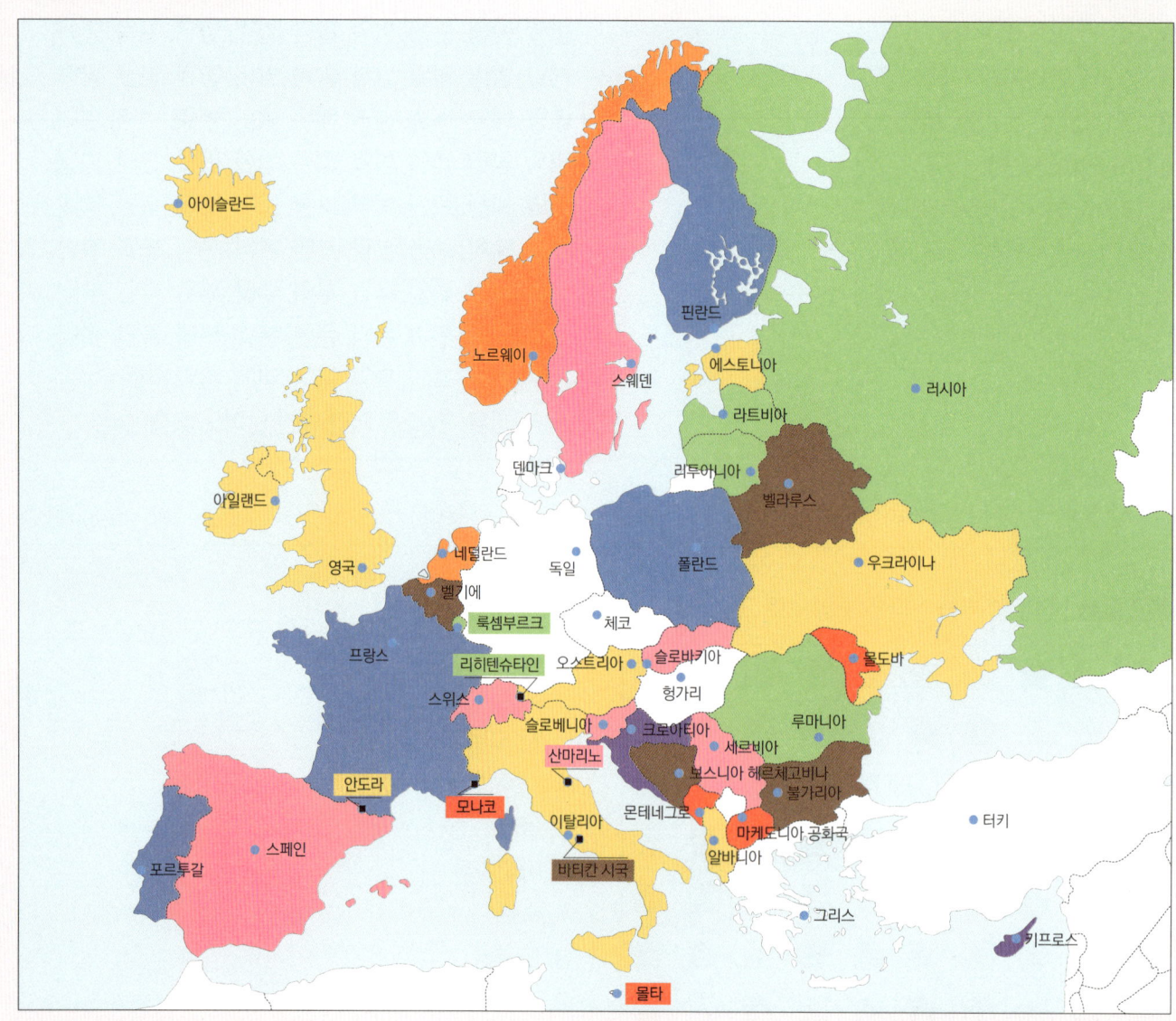

● 표시는 각 나라의 수도의 위치 입니다.

| 초성 | 색상 | 나라 이름 |
|---|---|---|
| "ㅇ"으로 시작하는 나라 이름 | 노란색 | 아이슬란드, 아일랜드, 영국, 안도라, 오스트리아, 이탈리아, 알바니아, 우크라이나, 에스토니아 |
| "ㅍ"으로 시작하는 나라 이름 | 파란색 | 포르투갈, 프랑스, 폴란드, 핀란드 |
| "ㅅ"으로 시작하는 나라 이름 | 분홍색 | 스페인, 스위스, 스웨덴, 슬로베니아, 슬로바키아, 세르비아, 산마리노 |
| "ㄹ"으로 시작하는 나라 이름 | 연두색 | 러시아, 라트비아, 리투아니아, 루마니아, 룩셈부르크, 리히텐슈타인 |
| "ㄴ"으로 시작하는 나라 이름 | 주황색 | 노르웨이, 네덜란드 |
| "ㅂ"으로 시작하는 나라 이름 | 갈색 | 벨기에, 벨라루스, 불가리아, 보스니아 헤르체고비나, 바티칸시국 |
| "ㅁ"으로 시작하는 나라 이름 | 빨간색 | 몬테네그로, 마케도니아 공화국, 몰도바, 몰타, 모나코 |
| "ㅋ"으로 시작하는 나라 이름 | 보라색 | 크로아티아, 키프로스 |

월요일

# 일주일 계획

이번 일주일을 생각하며 해야 할 일들을 정리해 보세요.

꼭 해야 할 일들 :

월 :

화 :

수 :

목 :

금 :

중요한 약속 / 만날 사람 :

재미난 계획 :

# 같은 문자 찾기

아래의 표 안에서 가로와 세로 중, 보기에서 제시된 영어 순서대로 되어있는 것을
모두 찾아 동그라미 표시하세요. 대각선은 제외하며, 정답은 예시 포함하여 총 15개입니다.

보기 = T E A R

| T | A | R | E | E | T | E | A | R | A | T |
| T | E | A | R | A | E | A | T | A | R | E |
| R | E | A | R | T | E | R | E | T | E | A |
| E | T | E | T | E | A | R | A | T | R | R |
| T | E | A | R | A | R | A | T | E | A | E |
| R | A | E | R | R | E | T | E | A | R | T |
| T | R | E | A | A | R | E | A | R | A | E |
| E | A | R | T | E | A | T | T | A | R | T |
| A | R | T | E | A | R | E | R | T | A | E |
| R | E | A | R | T | E | A | A | R | E | A |
| E | T | E | A | R | A | R | T | E | A | R |

---

**매일의 단어문제** | 다음의 초성으로 만들 수 있는 단어를 20개 이상 적어 보세요.

[ ㅂ ㅁ ] 발명,

화요일

# 최근 일주일 '뇌미인' 활동

( 진인사 대천명 / PASCAL )

## 진땀나게 운동하고 : PHYSICAL ACTIVITY

약간 숨이 찰 정도로 일주일에 3번 이상 유산소 운동(걷기, 달리기, 수영, 자전거 타기 등)을 한다.
추가로 근력운동, 스트레칭, 요가를 하면 더 좋다.

• 지난 일주일 간 평균 운동 횟수는?

안했다    1~2번    3번 이상

## 인정사정없이 담배 끊고 : ANTI-SMOKING

담배를 피우면 피가 끈적끈적 해져서 뇌혈관이 잘 막힘. 절대 피우지 말아야 함!

• 지난 일주일 간 담배 피운 횟수는?

하루 10개피 이상    하루 10개피 이하    전혀 피우지 않았다

## 사회활동과 긍정적인 사고를 많이 하고 : SOCIAL ACTIVITY

마음에 맞는 사람들과 자주 만나고 대화하며, 지역사회의 다양한 사회활동에 참여한다.

• 지난 일주일 간 사람들과 만난 횟수는?

전혀 안 만났다    1~2번    3번 이상

## 대뇌 활동을 적극적으로 하고 : COGNITIVE ACTIVITY

말하기, 글쓰기, 토론하기, 발표하기, 독서하기, 새로운 것 배우기(외국어, 스마트폰 사용법),
강의듣기 등 적극적으로 머리쓰는 활동을 한다.

• 하루 평균 독서 및 공부한 시간은?

전혀 안 했다    30분 이상    60분 이상

## 천박하게 술 마시지 말고 : ALCOHOL IN MODERATION

과음과 폭음은 인지장애에 걸릴 확률을 1.7배나 높인다. 마시더라도 일주일에 1잔 3회 이하로 줄인다.
(1잔 : 맥주는 맥주잔, 소주는 소주잔, 양주는 양주잔)

• 지난 일주일 간 마신 술의 양은?

8잔 이상    4~7잔    3잔 이하

## 명을 연장하는 식사를 하라 : LEAN BODY MASS AND HEALTHY DIET

비만이 되지 않도록 식사량을 조절하고, 채소, 과일, 견과류, 두부, 계란, 생선, 닭가슴살, 우유 또는 두유, 현미밥 등
균형 잡힌 건강한 식사와 물을 충분히 섭취하면서 수면에 문제가 없는 한 차를 마시면 좋다.

• 체중 : (      kg) / 책의 마지막 페이지를
   참고해서 비만도를 체크해본다.

저체중    표준    과체중    비만

BMI    18.5 미만    18.5~23    23 이상    25 이상

# 규칙 찾아 숫자 기억하기

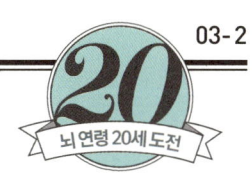

표 안의 가로와 세로에 일정한 규칙이 있습니다. 어떤 규칙이 있을까요? 규칙을 가능한 많이 찾아 적어 보고, 숫자들을 기억해 보세요.

왼쪽 숫자판을 종이로 가리고, 앞에서 찾았던 규칙을 바탕으로 숫자들을 머릿속으로 떠올려 보세요. 기억한 숫자 중에 3의 배수를 모두 찾아 가장 작은 숫자부터 순서대로 네모 안에 적어 보세요.

| 6 | 31 | 56 | 81 |
|---|---|---|---|
| 15 | 39 | 63 | 87 |
| 24 | 47 | 70 | 93 |
| 33 | 55 | 77 | 99 |

규칙 1. _____

규칙 2. _____

규칙 3. _____

규칙 4. _____

규칙 5. _____

규칙 6. _____

규칙 7. _____

규칙 8. _____

**매일의 단어 문제** | 다음 제시된 초성을 보고 질병 이름을 맞혀 보세요.

〈예시〉 ㄱ ㄱ → 감기

1. ㄷ ㄴ ㅂ

2. ㄱ ㅎ 압

3. ㅇ ㅂ 암

4. ㄴ ㅈ 중

5. ㅍ 렴

6. ㅊ ㅅ

7. ㅇ ㅊ ㅎ ㅇ ㅁ 병

8. ㅂ 혈 ㅂ

9. ㅂ 혈

10. ㄱ ㅈ 혈 ㅈ

수요일

# 나덕렬 교수의 뇌미인 이야기

### 주말에는 주중에 있었던 일을 회상해 보세요.

주말이 되면 주중에 있었던 일을 떠올려 보세요. 기억력 유지에 많은 도움이 됩니다. 우선 가까운 금요일에 있었던 일을 곰곰이 생각해 보세요. 아침부터 저녁까지 하루 일과를 상세하게 기억하려고 노력해야 합니다. 그 다음 목요일로 거슬러 올라갑니다. 아침, 점심, 저녁에 무엇을 먹었는지 기억해 보세요. 그리고 누구를 만났는지, 무슨 대화를 나눴는지 회상해 보세요.

생각이 나지 않으면 옆에 있는 사람에게 물어보아야 하는데, 물어볼 사람이 없다면 일기를 써야 합니다. 아래 표에 적혀있는 것과 같이 일기를 써 보는 것입니다. 있었던 일, 만난 사람, 쓴 돈, 식사(아침, 점심, 저녁)에 대해 간단하게 쓰면 됩니다. 자세하게 쓰려고 하다 보면 며칠 뒤에 포기하게 될 가능성이 높습니다. 그러나 매일 5분 정도만 시간을 내서 간단한 메모를 하면 그 날 있었던 일과 만난 사람을 회상하게 되면서 기억력이 좋아지고, 주말과 주중에 있었던 일을 회상할 때 모범답안이 되기 때문에 일석이조입니다. 어떤 사람은 매일 똑같은 일이 반복되므로 쓸 것이 없다고 말합니다. 그러므로 가끔은 재미있는 일을 일부러 만들어야 합니다.

이와 같이 일기 쓰는 일을 계속하면 기억력도 향상되고 일상이 정리되면서 생활능력이 좋아지고, 사람 이름도 더 잘 기억할 수 있게 됩니다. 즉, 일기를 매일 쓰고 이를 이용하여 주말에 스스로 기억력 검사를 하면 뇌 건강에 많은 도움이 됩니다.

### 일기 쓰기의 예

년    월    일    요일

오늘 있었던 일

| 오늘 먹은 음식 | 오늘 쓴 돈 |
|---|---|
| • 아침: | |
| • 점심: | |
| • 저녁: | 오늘의 운동량 :              분 |

# 위에서 본 모양

왼쪽에 블록들이 쌓여 있습니다. 블록들을 위에서 내려다 봤을 때 어떻게 보일지 생각해 보고, 오른쪽 빈칸에 그 모양대로 색칠해 보세요.

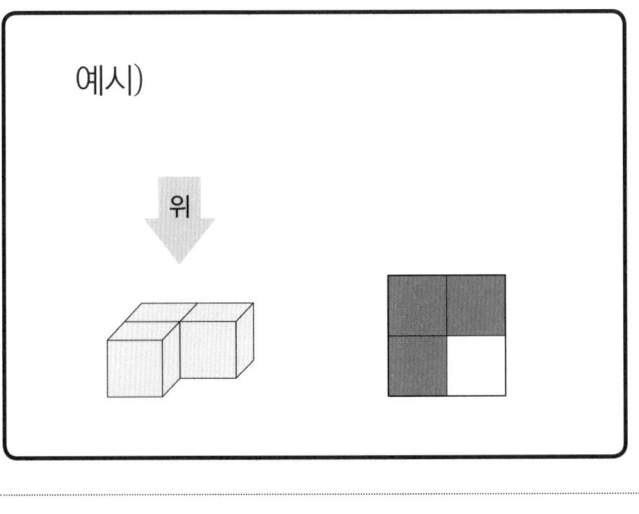

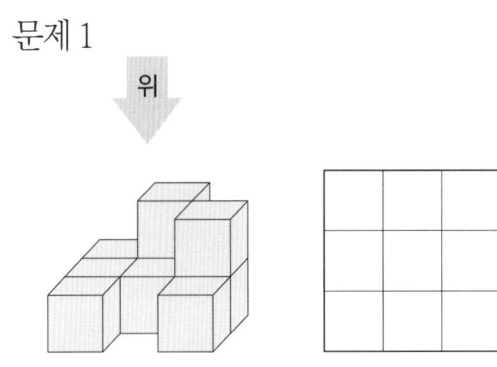

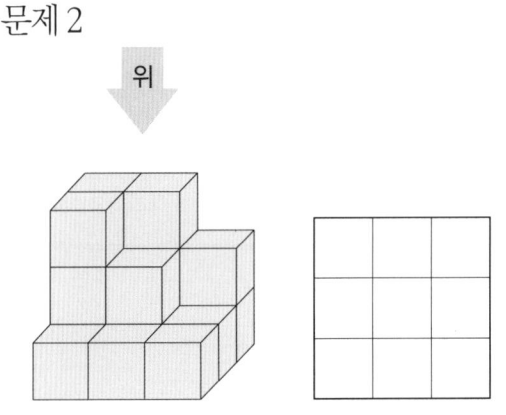

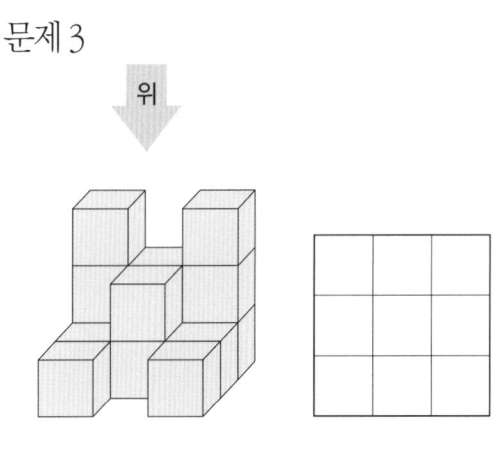

| **매일의 단어 문제** | 두 글자씩 짝을 지어 단어를 만들어 보세요. (글자는 중복해서 사용해도 됩니다) |

| 낙 | 대 | 탁 |
|---|---|---|
|   | 당 | 면 |
| 선 |   | 도 |
|   | 시 | 근 |
| 구 | 지 | 화 |

낙지

목요일

# 유럽 국가 위치 익히기

아래 지도에서 A~J에 들어갈 알맞은 유럽 국가 이름을 적어 보세요.

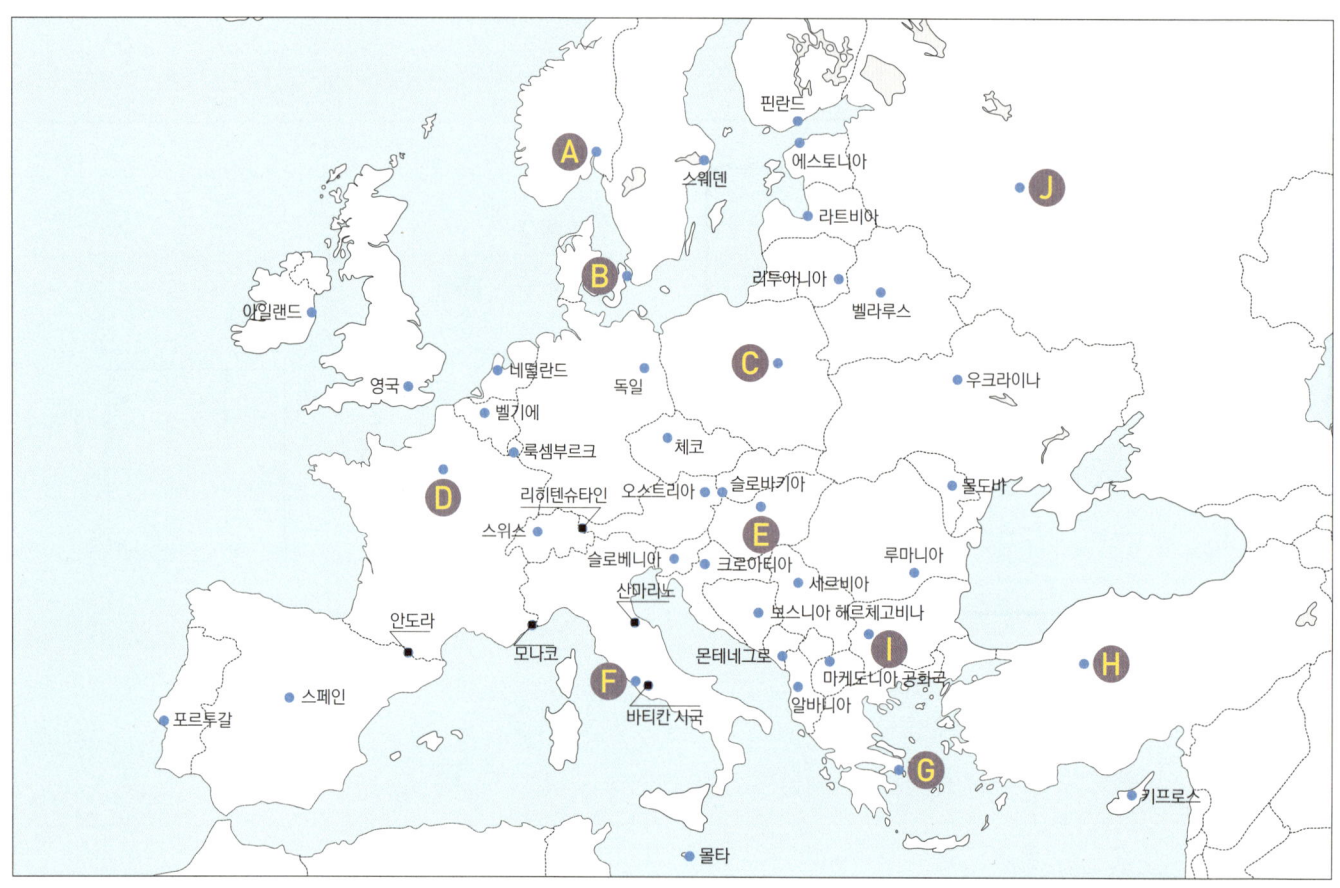

● 표시는 각 나라의 수도의 위치 입니다.

| | |
|---|---|
| A. ㄴㄹㅇㅇ | F. ㅇㅌㄹㅇ |
| B. ㄷㅁㅋ | G. ㄱㄹㅅ |
| C. ㅍㄹㄷ | H. ㅌㅋ |
| D. ㅍㄹㅅ | I. ㅂㄱㄹㅇ |
| E. ㅎㄱㄹ | J. ㄹㅅㅇ |

### 지난주 복습 문제 | 다음의 초성을 보고 유럽 국가 이름을 맞혀 보세요.

| | | | |
|---|---|---|---|
| 1. ㅇㅇㄹㄷ | ➡ | 6. ㅋㄹㅇㅌㅇ | ➡ |
| 2. ㅍㄹㅌㄱ | ➡ | 7. ㅁㅋㄷㄴㅇㄱㅎㄱ | ➡ |
| 3. ㅅㅇㄷ | ➡ | 8. ㅅㄹㅂㅋㅇ | ➡ |
| 4. ㄹㅁㄴㅇ | ➡ | 9. ㅂㄹㄹㅅ | ➡ |
| 5. ㅇㅋㄹㅇㄴ | ➡ | 10. ㄴㄷㄹㄷ | ➡ |

# 암호 계산

아래 표와 같이 모양마다 숫자가 정해져 있습니다. 모양마다 정해진 숫자를 대입하여 계산해 보세요.
두 개의 모양이 연달아 붙어 있으면 두 자리 숫자, 세 개의 모양이 연달아 붙어 있으면 세 자리 숫자가 됩니다.

| ☆ | ♡ | ♣ | ○ | ♀ | ★ | ♥ | ♧ | ● | ☃ |
|---|---|---|---|---|---|---|---|---|---|
| 0 | 1 | 2 | 3 | 4 | 5 | 6 | 7 | 8 | 9 |

예시)  ☆ × ★ =        ♡♥ + ♡○● =
       0 × 5 = 0       16 + 138 = 154

1. ♧♧ - ♡☆ + ☃♀ =

2. ( ○★ x ♥☆ ) - ♡○♣ =

3. ●☃ + ★♣ + ♀♥☃ =

4. ( ♥○ - ♡☃ ) x ★★ =

5. ●☃♡ - ♡♧♀ + ○★☆ =

6. ○○ x ♥♡ x ☆ =

7. ♧♀♣ - ♡☆☃ + ○● =

8. ♥♧○ - ☃☃ - ★○ =

9. ♡♡♡ - ★★ + ☃☆☆ =

10. (●♀♣ x ○☆) - ☃☃ =

11. ♧♣ x ♡♥ x ♀ =

12. ♡○○ - ★☆ + ♧♧☃ =

---

**매일의 단어 문제** | 다음의 초성으로 만들 수 있는 단어를 20개 이상 적어 보세요.

[ ㅂ ㅈ ] 보존,

금요일

# 일주일 정리

이번 한 주 내가 한 일들을 떠올려 보세요. 기억력 향상에 많은 도움이 됩니다.

월 : 

화 : 

수 : 

목 : 

금 : 

이번 주 만난 사람 : 

## 나의 긍정 점수

지난 한 주 만난 사람, 주위 사람들을 떠올리고 한 사람씩 평가해 보세요.
그 평가가 바로 당신의 긍정 정도를 말해 줍니다.

대상 |

점수 |
(100점 만점)

# 도형 추론

도형을 잘 보고 빈칸에 들어갈 알맞은 것을 아래 보기에서 찾아 보세요.

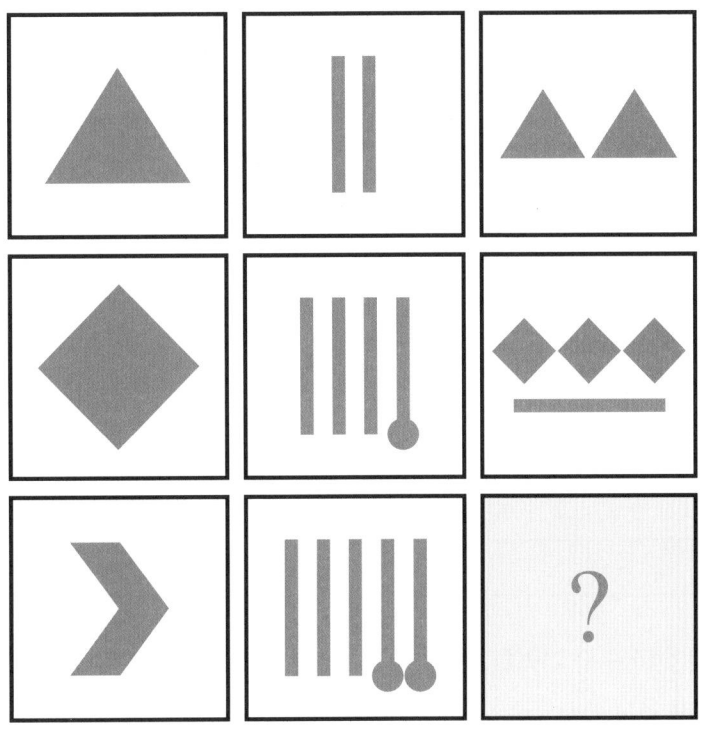

보기 1    보기 2    보기 3    보기 4

| **매일의 단어 문제** | 다음 제시된 초성을 보고 질병 이름을 맞혀 보세요. |

〈예시〉ㄱㄱ → 감기

1. ㅈ울ㅈ
2. ㄷㅁㄱㅎ
3. ㄱㄷㄱ증
4. ㅋㄹㄹ
5. ㄱ핵

6. ㄷㅇㅈㅎㄱ
7. ㅈㄱ암
8. ㅊㅈ
9. ㅅㅇㅁㅂ
10. ㄷㅈ암

3주

# [ 정답 ]

### 03-1 [ 주의집중력 _ 같은 문자 찾기 ]

| T | A | R | E | E | T | E | A | R | A | T |
|---|---|---|---|---|---|---|---|---|---|---|
| T | E | A | R | A | E | A | T | A | R | E |
| R | E | A | R | T | E | R | E | T | E | A |
| E | T | E | T | E | A | R | A | T | R | R |
| T | E | A | R | A | R | A | T | E | A | E |
| R | A | E | R | R | T | E | A | R | T |   |
| T | R | E | A | A | R | E | A | R | A | E |
| E | A | R | T | E | A | T | T | A | R | T |
| A | R | T | E | A | R | E | R | T | A | E |
| R | E | A | R | T | E | A | A | R | E | A |
| E | T | E | A | R | A | R | T | E | A | R |

### [ 매일의 단어 문제 ]

박멸, 반말, 반면, 반목, 반문, 발매, 발모, 발목, 밥맛, 방면, 방문, 백미, 번민, 벌목, 법무, 법문, 벽면, 변명, 변모, 별명, 별미, 병마, 병명, 복면, 복무, 본명, 본문, 볼모, 봇물, 부모, 부문, 분만, 분말, 분명, 불만, 불매, 불면, 불멸, 불명, 불모, 비명, 비문, 비밀, 빈말, 빈민, 빌미, 빗물 등 기타 다른 단어도 있습니다.

---

### 03-2 [ 기억력 _ 규칙 찾아 숫자 기억하기 ]

- 규칙1. 1열 아래로 갈수록 9씩 커짐
- 규칙2. 2열 아래로 갈수록 8씩 커짐
- 규칙3. 3열 아래로 갈수록 7씩 커짐
- 규칙4. 4열 아래로 갈수록 6씩 커짐
- 규칙5. 1행 오른쪽으로 갈수록 25씩 커짐
- 규칙6. 2행 오른쪽으로 갈수록 24씩 커짐
- 규칙7. 3행 오른쪽으로 갈수록 23씩 커짐
- 규칙8. 4행 오른쪽으로 갈수록 22씩 커짐(11의 배수)

[ 3의 배수 작은 순서 ]
6-15-24-33-39-63-81-87-93-99

### [ 매일의 단어 문제 ]

1. 당뇨병
2. 고혈압
3. 유방암
4. 뇌졸중
5. 폐렴
6. 천식
7. 알츠하이머병
8. 백혈병
9. 빈혈
10. 고지혈증

### 03-3 [ 시공간 능력 _ 위에서 본 모양 ]

문제 1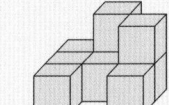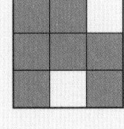

문제 2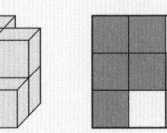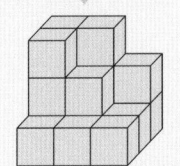

문제 3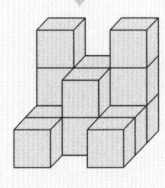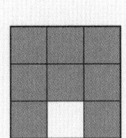

[ 매일의 단어 문제 ]

구도, 구면, 근대, 근면, 근시, 낙도, 낙선, 낙지, 낙화, 당구, 당근, 당대, 당도, 당면, 당선, 당시, 당지, 당화, 대구, 대도, 대면, 대선, 대지, 대화, 도구, 도면, 도선, 도시, 도화, 면대, 면도, 면화, 선구, 선도, 선지, 시구, 시대, 시선, 시화, 지구, 지대, 지도, 지면, 지시, 탁구, 탁지, 화구, 화근, 화선, 화지 등 기타 다른 단어도 있습니다.

---

### 03-4 [ 계산력 _ 암호 계산 ]

1. 72 − 10 + 94 = 156
2. (35 x 60) − 132 = 1968
3. 89 + 52 + 469 = 610
4. (63 − 19) x 55 = 2420
5. 891 − 174 + 350 = 1067
6. 33 x 61 x 0 = 0
7. 247 − 109 + 38 = 176
8. 673 − 99 − 53 = 521
9. 111 − 55 + 900 = 956
10. (847 x 30) − 99 = 25311
11. 77 x 16 x 4 = 4928
12. 133 − 50 + 279 = 362

[ 매일의 단어 문제 ]

박자, 박쥐, 반장, 반전, 반절, 반점, 반주, 반죽, 반증, 반지, 발작, 발전, 발족, 발주, 밤잠, 밤중, 밥줄, 밧줄, 방장, 방주, 방죽, 방지, 방직, 배정, 배제, 백자, 백제, 백조, 백지, 번지, 벌집, 범죄, 범주, 법적, 법정, 법조, 벽지, 변질, 별장, 볏짚, 병자, 병장, 병적, 보장, 보전, 보조, 보좌, 보증, 보직, 복장, 복제, 복종, 복지, 복직, 본점, 본질, 봉지, 부장, 부재, 부정, 부제, 부지, 부진, 분자, 분장, 분재, 분쟁, 분지, 분진, 비자, 비장, 비중, 빈집, 빗장 등 기타 다른 단어도 있습니다.

---

### 03-5 [ 전두엽 기능 _ 도형 추론 ]

보기 3 : 총 9개 박스 중에, 가운데 세로줄 박스 안에 있는 막대 종류에 따라 오른쪽 세로줄 박스 안에 있는 도형과 선의 개수가 달라집니다.

가운데 세로줄 안에 있는 막대 개수만큼 왼쪽 세로줄 박스 안에 있는 도형과 같은 모양이 오른쪽 세로줄 박스 안에 생기고, 원 달린 막대 개수만큼 도형 밑에 가로선이 생깁니다. 따라서, 막대 3개와 원 달린 막대 2개가 있으므로, 물음표에 들어갈 모양은 화살표 모양 3개와 가로선 2개입니다. 정답은 보기 3번입니다.

[ 매일의 단어 문제 ]

1. 조울증
2. 동맥경화
3. 골다공증
4. 콜레라
5. 결핵
6. 다운증후군
7. 자궁암
8. 치질
9. 소아마비
10. 대장암

# [40페이지 - 유럽 문제 정답]

3주

[ 유럽 국가 위치 익히기 ]

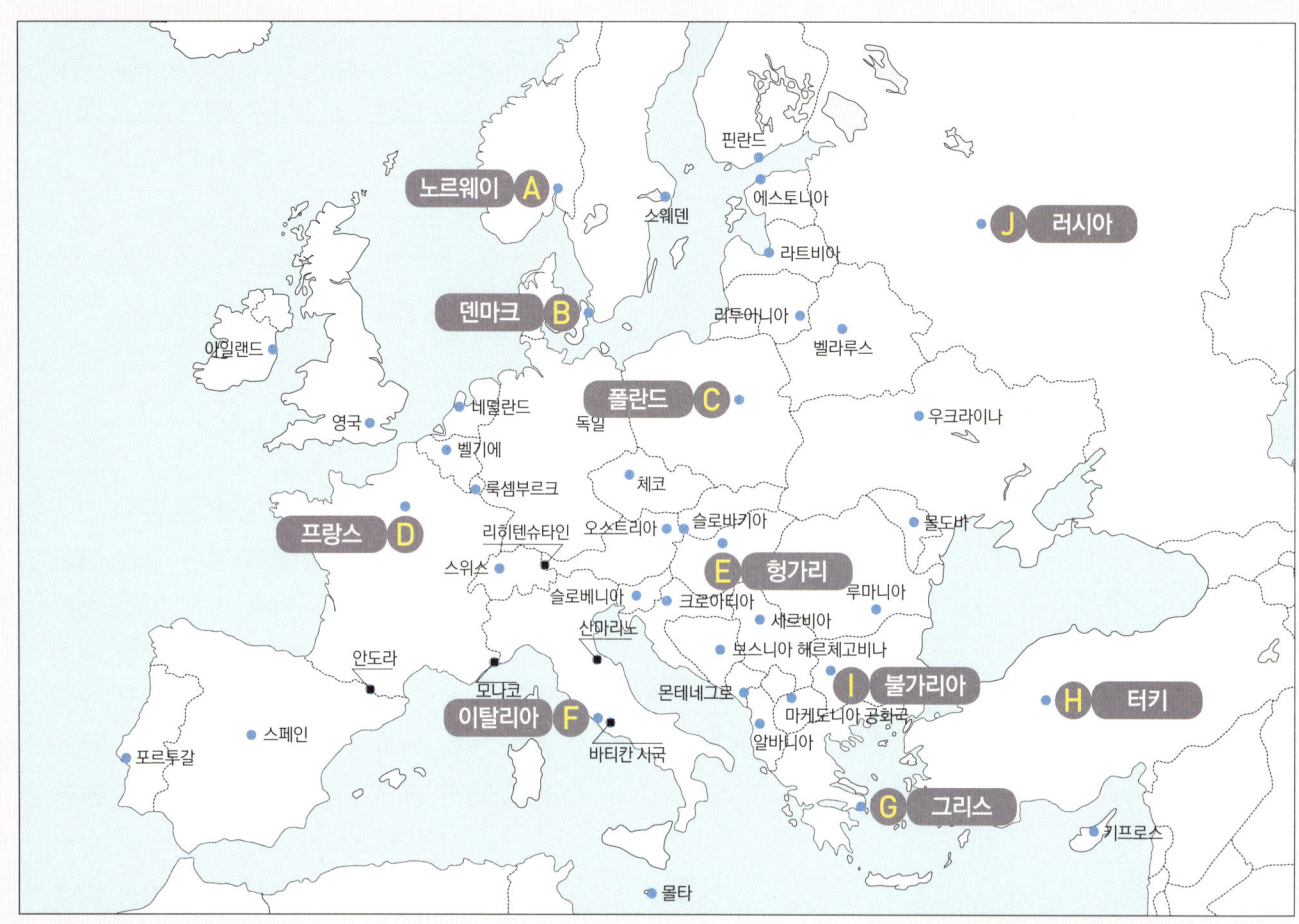

● 표시는 각 나라의 수도의 위치 입니다.

| A. ㄴㄹㅇㅇ | ➡ | 노르웨이 | F. ㅇㅌㄹㅇ | ➡ | 이탈리아 |
| B. ㄷㅁㅋ | ➡ | 덴마크 | G. ㄱㄹㅅ | ➡ | 그리스 |
| C. ㅍㄹㄷ | ➡ | 폴란드 | H. ㅌㅋ | ➡ | 터키 |
| D. ㅍㄹㅅ | ➡ | 프랑스 | I. ㅂㄱㄹㅇ | ➡ | 불가리아 |
| E. ㅎㄱㄹ | ➡ | 헝가리 | J. ㄹㅅㅇ | ➡ | 러시아 |

## [ 지난주 복습 문제 _ 초성 단어 문제 ]

| 1. ㅇㅇㄹㄷ | ➡ | 아일랜드 | 6. ㅋㄹㅇㅌㅇ | ➡ | 크로아티아 |
| 2. ㅍㄹㅌㄱ | ➡ | 포르투갈 | 7. ㅁㅋㄷㄴㅇㄱㅎㄱ | ➡ | 마케도니아 공화국 |
| 3. ㅅㅇㄷ | ➡ | 스웨덴 | 8. ㅅㄹㅂㅋㅇ | ➡ | 슬로바키아 |
| 4. ㄹㅁㄴㅇ | ➡ | 루마니아 | 9. ㅂㄹㄹㅅ | ➡ | 벨라루스 |
| 5. ㅇㅋㄹㄴ | ➡ | 우크라이나 | 10. ㄴㄷㄹㄷ | ➡ | 네덜란드 |

월요일

# 일주일 계획

이번 일주일을 생각하며 해야 할 일들을 정리해 보세요.

꼭 해야 할 일들 :

월 :

화 :

수 :

목 :

금 :

중요한 약속 / 만날 사람 :

재미난 계획 :

# 머릿속 한글 세상

사자성어 글자 안에 가로선과 세로선이 몇 개 있는지 찾아 보세요.
글자 위에 선을 그어가면서 세어 보세요.

예시) **대기만성** ➡ { 가로선 ___9___ 개
　　　　　　　　　　세로선 ___10___ 개 }

문제 1. **사필귀정** ➡ { 가로선 _____ 개
　　　　　　　　　　세로선 _____ 개 }

문제 2. **백전백승** ➡ { 가로선 _____ 개
　　　　　　　　　　세로선 _____ 개 }

문제 3. **동병상련** ➡ { 가로선 _____ 개
　　　　　　　　　　세로선 _____ 개 }

문제 4. **과유불급** ➡ { 가로선 _____ 개
　　　　　　　　　　세로선 _____ 개 }

---

**매일의 단어 문제** | 다음의 초성으로 만들 수 있는 단어를 20개 이상 적어 보세요.

[ ㅂ ㅂ ] 방법,

화요일

# 뇌미인 트레이닝 체험후기

## 재미있고 즐거운 문제가 많았으면 좋겠습니다.
유복순 님 (서울 중랑구 69세)

나는 1949년 만 68세 나이다.
시골에서 태어났다. 어릴 때 가정이 넉넉하지 못해서 학교를 제대로 다니지 못했다.
일찍 결혼을 해서 아들 삼형제를 두고 지금은 가정을 지키고 있다.
나는 지금도 시간이 된다면 배우고 공부하고 싶다. 그런데 시간이 좀처럼 생기지 않는다.
집에서 손녀를 보고 있는데, 마침 뇌미인 책이 공부하고픈 나를 도와준다.
나는 뇌미인 책을 처음 보고 있어서 이해도 잘 안되고 어렵지만 열심히 하고 있다.
문제를 아는 것은 내가 하고 모르는 것은 답을 보고 한다. 또 이해가 안 되는 것은 손녀에게
배우곤 한다. 나는 뇌미인 공부가 무조건 재미있다. 뇌미인 책이 없을 때는 한 달에 한번도 책을 못 보았다.
하루에 한번씩 책을 본다는 것이 너무 즐거워 뇌에 도움이 될 것이다. 앞으로는 재미있고 즐거운 문제가 많이 나왔으면 좋겠다.

수기 원본 이미지

# 이번 달의 중요한 일정 기억하기

아래 표 안에 색깔 칸마다 숫자를 기입하여 이번 달 달력을 만들어 보세요.
이번 달의 중요한 일정을 기억하여 해당 날짜 밑에 적어 보세요.

1. 가족 생일이 있다면 며칠이고, 누구의 생일인가요?
2. 정기적인 가족, 친구 모임은 언제인가요?
3. 운동은 일주일에 몇 번, 무슨 요일에 하나요?
4. 노래, 댄스, 악기, 인지훈련 등 정기적으로 하는 활동은 무슨 요일에 하나요?
5. 주말에 있었던 기억에 남는 행사를 적어 보세요.

년    월

| 일 | 월 | 화 | 수 | 목 | 금 | 토 |
|---|---|---|---|---|---|---|
|   |   |   |   |   |   |   |
|   |   |   |   |   |   |   |
|   |   |   |   |   |   |   |
|   |   |   |   |   |   |   |
|   |   |   |   |   |   |   |

## 매일의 단어 문제 | 다음 제시된 초성을 보고 감정 단어를 맞혀 보세요.

〈예시〉 ㄱㅃ다 → 기쁘다

1. ㄴ라ㄷ
2. 우ㅇ하다
3. ㅁㅈ하다
4. ㅈㅁㅇ다
5. 속ㅅ하다
6. ㅂ안ㅎ다
7. 뿌ㄷㅎ다
8. 무ㅅㄷ
9. ㅎ회ㅎ다
10. ㅉㅈ나다

# 나덕렬 교수의 뇌미인 이야기

수요일

**우울해 하고 화를 잘 내면 무증상 뇌경색에 의한 혈관성 치매를 꼭 고려해야 –
은퇴증후군으로 치부 하지 말아야 ….**

67세 K씨는 회사 고문으로 일하다가 2년 전 은퇴를 하였다. 고혈압 외에는 비교적 건강하게 지냈는데, 은퇴 무렵부터 기억력이 좀 떨어져 보이고, 말수가 줄어들고 만사를 귀찮아하며 사람 만나기와 운동을 덜 하게 되었다. 또 한가지 변화는 사소한 일에 삐치기를 잘하고 가끔 불같이 화내는 것이었다. 예를 들어 기억 실수에 대해 지적을 하거나 운동과 씻기를 권하면 과거와 달리 불 같이 화를 내었다. 부인은 은퇴증후군이겠거니 생각을 하고 지냈는데, 최근에 화내는 증상이 더 심해지고 동작이 약간 둔해짐을 발견하여 우리 클리닉을 방문하였다. 인지기능 검사 결과 전두엽기능과 기억력이 떨어져 있었고, 뇌 MRI를 촬영한 결과 무증상 뇌경색이 다수 발견되었다. 결론적으로 혈관성치매의 아주 초기였다.

전두엽에는 동기센터와 충동 억제센터가 있다. 첫째, 동기센터에 이상이 생기면 만사를 귀찮아하고 잘 씻지도 않으려 하며, 속옷을 잘 갈아입던 사람이 말을 해야 갈아입는 등 의욕이 없어 보이고 게을러진다. 동시에 말수가 줄고 얼굴 표정이 감소하며 운동을 싫어한다. 이런 증상은 곧잘 우울증으로 오인된다. 둘째, 충동 억제센터가 손상이 되면 자꾸 신경질을 내게 된다. 별것 아닌 일로 삐치거나 화를 낸다. 조급증을 보이는 사람도 있다. 예정 시간보다 지나치게 일찍 준비를 하거나, 자신이 요구한 바를 당장 들어주지 않으면 역시 화를 낸다. 또한 판단력이 떨어지면서 고집이 세지고 융통성이 없어진다. 틀린 판단을 고집하는데, 식구들이 이를 말리면 화를 낸다.

물론 어떤 사람이 화를 잘내고, 게을러졌다고 하여 모두 혈관성치매라는 것은 아니다. 그러나 고혈압, 당뇨병, 고지혈증, 심장병, 흡연, 운동부족 같은 혈관 막힘 위험 요소를 가진 50~60대 이상의 성인이 언젠가부터 게을러지고 우울 증상을 보이고 화를 잘 낸다면 전두엽의 동기센터와 충동조절센터에 작은 혈관 막힘이 있을 가능성이 있으므로 검사를 받아보는 것이 좋다. 게다가 발음이 안 좋아지고, 물을 삼키거나 식사를 할 때 자주 사레가 들리고, 동작이 둔해지면 무증상 뇌경색에 의한 혈관성치매 초기를 더욱 의심해야 한다. 동작이 둔해지는 증상은 부부가 같이 걸을 때 예전과 달리 뒤쳐지거나 승용차 자석에 타고 내릴 때 약간 늦는 증상 등으로 나타난다.

무증상 뇌경색 혈관성 치매에 대한 조기 발견은 아무리 강조해도 지나치지 않다. 왜냐하면 조기에 발견하여 위에 열거한 혈관성 위험요소를 조절하고, 아스피린 등 항혈소판제를 복용하고, 운동을 시작하면 더 이상 진행하는 것을 막을 수 있기 때문이다.

시공간 능력

# 칠교 놀이

보기에 제시된 모양이 아래 큰 그림 속에 몇 개 숨어 있는지 찾아 보세요.
그림 안에 선을 그어가면서 세어보세요.

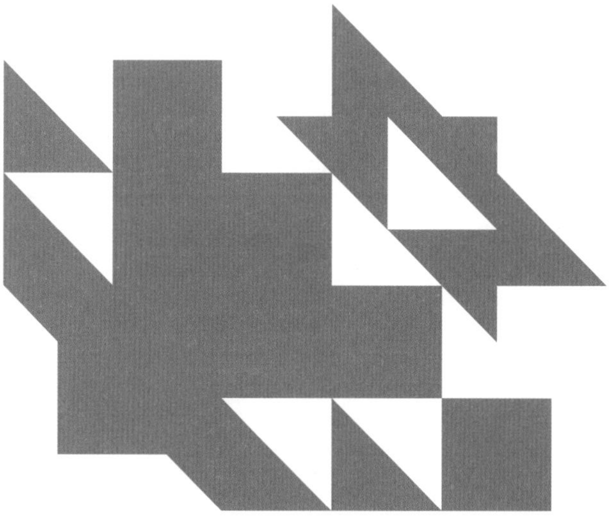

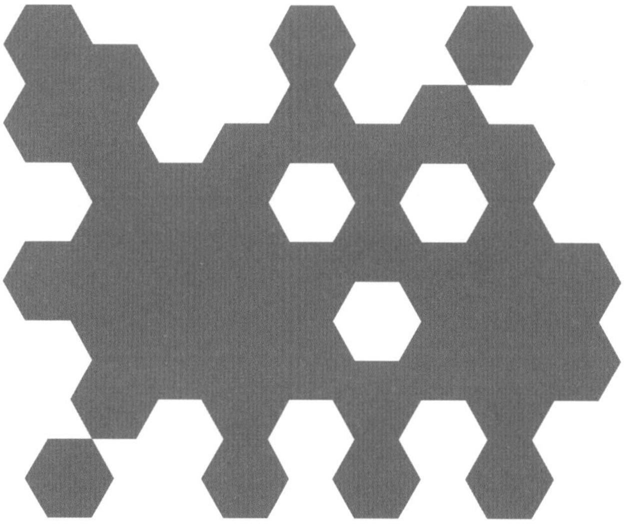

보기 : 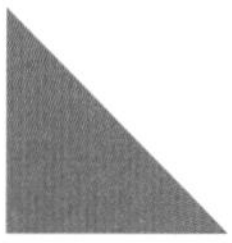

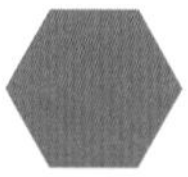

보기 : 

답 : ____________ 개

답 : ____________ 개

**매일의 단어 문제** | 두 글자씩 짝을 지어 단어를 만들어 보세요. (글자는 중복해서 사용해도 됩니다)

수 곡
순 발 사
언 강 민
병 명 작
진

사진
_____ _____ _____ _____

목요일

# 유럽 국기 기억하기 1

유럽 국가별 국기의 특징을 파악하고,
국기 밑에 해당 나라 이름을 반복해서 적으면서 유럽 국기를 기억해 봅시다.

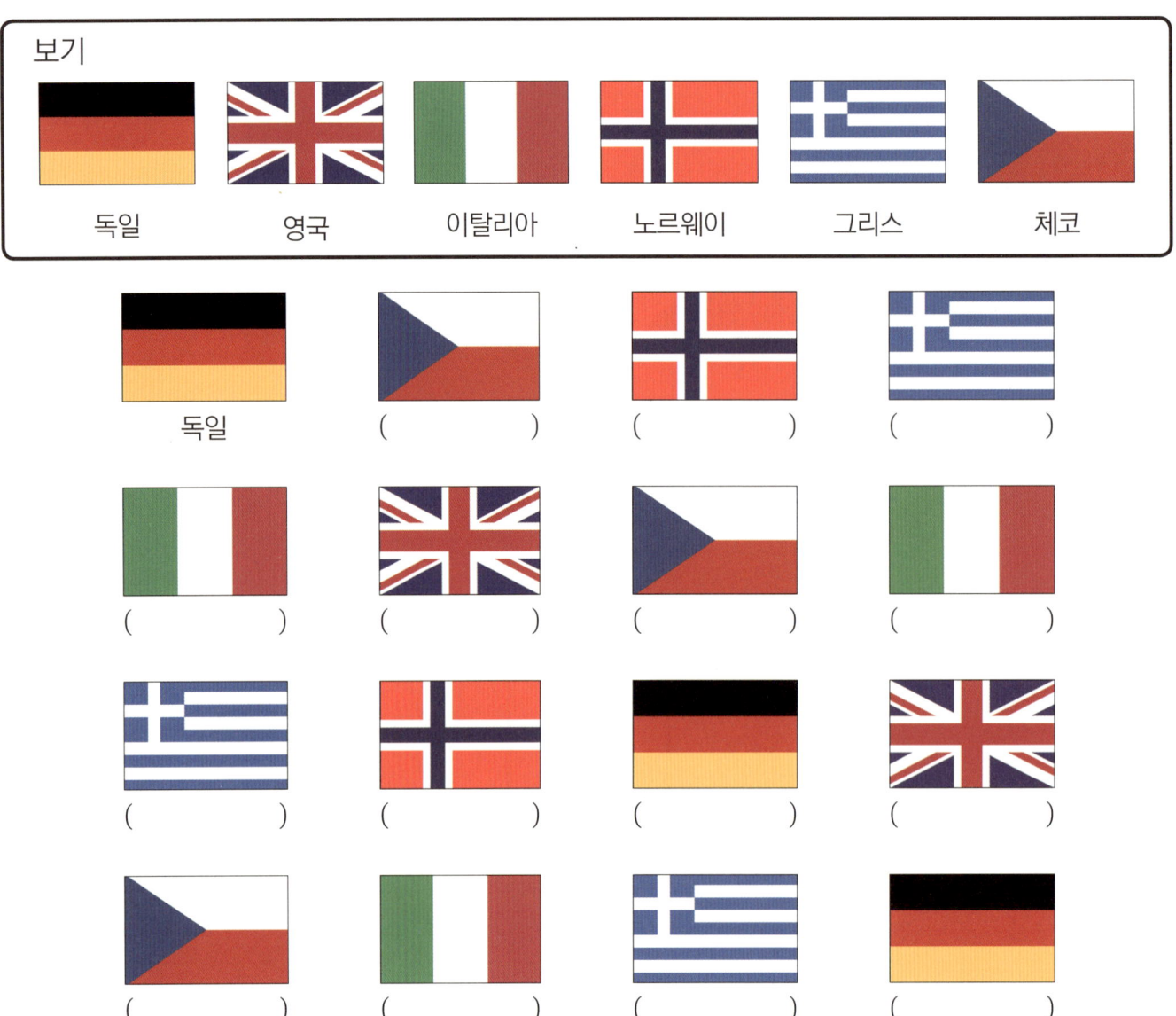

| **지난주 복습 문제** | 다음의 초성을 보고 유럽 국가 이름을 맞혀 보세요. |

1. ㅂㄱㄹㅇ

2. ㅇㅌㄹㅇ

3. ㅌㅋ

4. ㄷㅁㅋ

5. ㅎㄱㄹ

6. ㄹㅅㅇ

7. ㅍㄹㅅ

8. 폴ㄹㄷ

9. ㄴㄹㅇㅇ

10. ㄱㄹㅅ

# 가게 계산

서점에서 아래의 책을 모두 사려고 합니다.
계산기를 사용하지 말고 직접 계산하여 아래 문제들의 답을 적어 보세요.

| 사야 할 것 | A 서점 | B 서점 | C 서점 |
|---|---|---|---|
| 동화책 | 14,000원 | 7,880원 | 11,500원 |
| 잡지 | 33,000원 | 35,000원 | 25,000원 |
| 여행책 | 25,000원 | 20,500원 | 25,000원 |
| 다이어리 | 40,000원 | 44,000원 | 42,700원 |
| 요리책 | 8,910원 | 17,000원 | 9,000원 |
| 소설책 | 14,400원 | 30,000원 | 27,000원 |
| 국어사전 | 54,000원 | 48,000원 | 52,000원 |
| 영어책 | 22,000원 | 23,400원 | 18,800원 |

\* 물건 가격은 실제 물가와 무관합니다.

1. 어느 서점에서 책을 사는 게 가장 저렴할까요?

2. A 서점에서는 20,000원의 할인 상품권을 사용할 수 있고, B 서점에서는 총 금액에서 만 원당 750원씩 할인을 받을 수 있고, C 서점에서는 총 금액의 5%를 할인받을 수 있다면, 어느 서점에서 책을 사는 것이 가장 저렴할까요?

## 매일의 단어 문제 | 다음의 초성으로 만들 수 있는 단어를 20개 이상 적어 보세요.

[ㅂ ㅊ] 배추,

금요일

# 일주일 정리

이번 한 주 내가 한 일들을 떠올려 보세요. 기억력 향상에 많은 도움이 됩니다.

월 : 
화 : 
수 : 
목 : 
금 : 

이번 주 만난 사람 : 

---

## 나의 긍정 점수

지난 한 주 만난 사람, 주위 사람들을 떠올리고 한 사람씩 평가해 보세요.
그 평가가 바로 당신의 긍정 정도를 말해 줍니다.

대상 |

점수 |
(100점 만점)

# 동전 금액 맞추기

지갑에 10원, 50원, 100원짜리 동전들이 가득합니다. 다음의 조건에 맞춰 각 동전이 몇 개씩 필요한지 맞혀 보세요. 동전의 개수와 총 금액이 모두 맞아야 합니다. 그리고 각각의 동전은 한 개 이상씩 사용해야 합니다.

예시)  동전 9개로 430원 만들기
10원 x 3개 = 30원
50원 x 4개 = 200원
100원x 2개 = 200원
9개 / 430원

3개  4개  2개

1. 동전 15개로 530원 만들기

2. 동전 15개로 780원 만들기

3. 동전 14개로 1010원 만들기

4. 동전 14개로 700원 만들기

5. 동전 13개로 460원 만들기

6. 동전 13개로 300원 만들기

## 매일의 단어 문제 | 다음 제시된 초성을 보고 감정 단어를 맞혀 보세요.

〈예시〉 ㄱㅃㄷ → 기쁘다

1. ㅎㄴㄷ
2. ㅅㅍㄷ
3. ㄷ렵ㄷ
4. 외ㄹㄷ
5. ㅅ레ㄷ

6. ㅇㅅㅎㄷ
7. 행ㅂㅎㄷ
8. ㅈ랑ㅅㄹㄷ
9. ㅅㅊㅅㄹㄷ
10. 감ㅅㅎㄷ

4주

# [정답]

### 04-1 [ 주의집중력 _ 머릿속 한글 세상 ]

문제 1. 사필귀정 ➡ { 가로선 10 개 / 세로선 10 개 }

문제 2. 백전백승 ➡ { 가로선 12 개 / 세로선 12 개 }

문제 3. 동병상련 ➡ { 가로선 14 개 / 세로선 10 개 }

문제 4. 과유불급 ➡ { 가로선 14 개 / 세로선 13 개 }

[ 매일의 단어 문제 ]

바보, 박빙, 반박, 반발, 반복, 발병, 발부, 방범, 방벽, 배반, 배변, 배분, 백발, 백방, 번복, 범벅, 범법, 범부, 벽보, 변방, 변비, 별반, 별빛, 병변, 보배, 보병, 보복, 복부, 본부, 본분, 봄볕, 봄빛, 봉변, 부분, 북방, 북벌, 북부, 분발, 분배, 분별, 분부, 분비, 불발, 불법, 불변, 불볕, 불복, 불빛, 비방, 비법, 비보, 빈방, 빈부 등 기타 다른 단어도 있습니다.

### 04-2 [ 기억력 _ 이번 달의 중요한 일정 기억하기 ]

( 개인 일정에 따른 것이므로 정답은 따로 없습니다. )

[ 매일의 단어 문제 ]

1. 놀라다
2. 우울하다
3. 만족하다, 매정하다
4. 재미있다
5. 속상하다
6. 불안하다
7. 뿌듯하다
8. 무섭다
9. 후회하다
10. 짜증나다

### 04-3 [ 시공간 능력 _ 칠교 놀이 ]

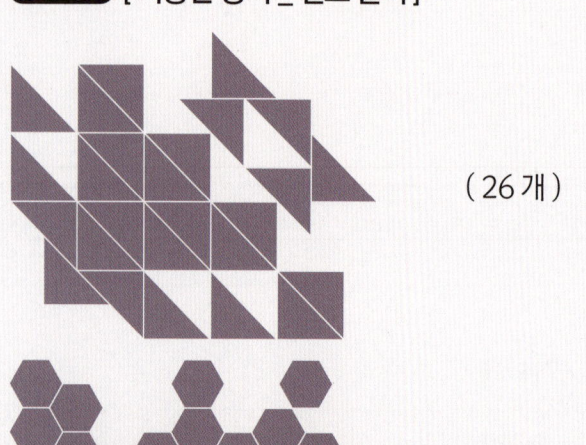

( 26 개 )

( 36 개 )

[ 매일의 단어 문제 ]

강병, 강사, 강수, 강진, 곡명, 곡수, 명곡, 명사, 명언, 명작, 민사, 발병, 발사, 발수, 발작, 발진, 병명, 병사, 병작, 병진, 사명, 사발, 사병, 사수, 사진, 수강, 수명, 수발, 수사, 수작, 순사, 순수, 순진, 작곡, 작명, 작사, 진곡, 진수 등 기타 다른 단어도 있습니다.

**04-4** [ 계산력 _ 가게 계산 ]

1. ( 답 : C 서점 )
   - A서점 : 211,310원
   - B서점 : 225,780원
   - C서점 : 211,000원

2. ( 답 : A 서점 )
   - A서점: 211,310원-20,000원=191,310원
   - B서점: 225,780원-(750원X22번=16,500원)=209,280원
   - C서점: 211,000원-(211,000X0.05=10,550원)=200,450원

---

[ 매일의 단어 문제 ]

반찬, 반출, 반칙, 발출, 발췌, 발치, 밤참, 방책, 방천, 방축, 방출, 방치, 방침, 배차, 배척, 배출, 배치, 백치, 번창, 벌채, 벌초, 벌칙, 벌침, 법치, 법칙, 변천, 변칙, 별채, 별책, 별칭, 보초, 보충, 복창, 본처, 본체, 봄철, 봉착, 봉창, 부착, 부처, 부추, 부축, 부칙, 부친, 부침, 북측, 분출, 분침, 불참, 불치, 비책, 빈천, 빈축 등 기타 다른 단어도 있습니다.

---

**04-5** [ 전두엽 기능 _ 동전 금액 맞추기 ]

|  | 10원 | 50원 | 100원 |
|---|---|---|---|
| 15개 (530원) | 8개(80원) | 5개(250원) | 2개(200원) |
| 15개 (780원) | 3개(30원) | 9개(450원) | 3개(300원) |
| 14개 (1010원) | 1개(10원) | 6개(300원) | 7개(700원) |
| 14개 (700원) | 5개(50원) | 5개(250원) | 4개(400원) |
| 13개 (460원) | 6개(60원) | 6개(300원) | 1개(100원) |
| 13개 (300원) | 10개(100원) | 2개(100원) | 1개(100원) |

---

[ 매일의 단어 문제 ]

1. 화난다
2. 슬프다
3. 두렵다
4. 외롭다
5. 설레다
6. 애석하다, 안심하다, 야속하다, 어색하다, 이상하다
7. 행복하다
8. 자랑스럽다
9. 수치스럽다
10. 감사하다

# [ 54페이지 - 유럽문제정답 ]

4주

## [ 유럽 국기 기억하기 1 ]

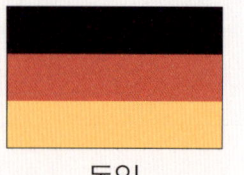 독일
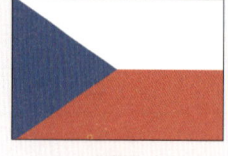 체코
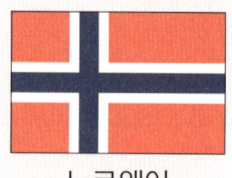 노르웨이
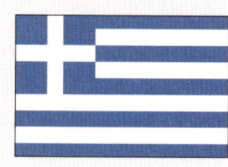 그리스

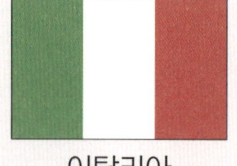 이탈리아
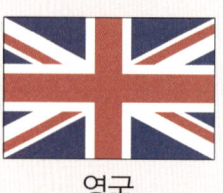 영국
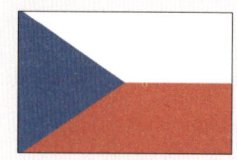 체코
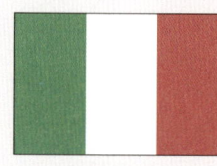 이탈리아

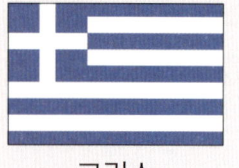 그리스
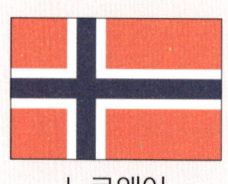 노르웨이
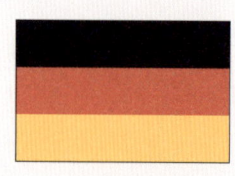 독일
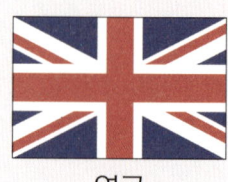 영국

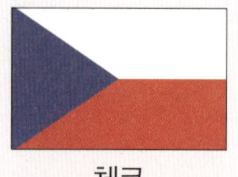 체코
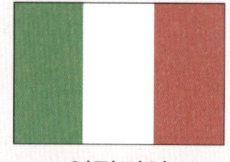 이탈리아
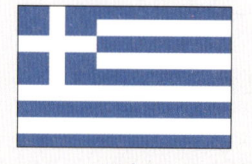 그리스
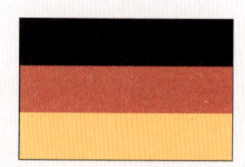 독일

## [ 지난주 복습 문제 _ 초성 국가 이름 ]

1. ㅂㄱㄹㅇ  ➡ 불가리아
2. ㅇㅌㄹㅇ  ➡ 이탈리아
3. ㅌㅋ  ➡ 터키
4. ㄷㅁㅋ  ➡ 덴마크
5. ㅎㄱㄹ  ➡ 헝가리
6. ㄹㅅㅇ  ➡ 러시아
7. ㅍㄹㅅ  ➡ 프랑스
8. ㅍㄹㄷ  ➡ 폴란드
9. ㄴㄹㅇㅇ  ➡ 노르웨이
10. ㄱㄹㅅ  ➡ 그리스

월요일

# 일주일 계획

이번 일주일을 생각하며 해야 할 일들을 정리해 보세요.

꼭 해야 할 일들 :

월 :

화 :

수 :

목 :

금 :

중요한 약속 / 만날 사람 :

재미난 계획 :

# 배수 찾아 연결하기

9의 배수를 찾아 색칠해 보세요. 색칠한 것을 연결했을 때 어떤 숫자가 나오는지 맞혀 보세요.
9의 배수는 9로 나누었을 때 딱 떨어지는 숫자를 말합니다.

| 8 | 130 | 92 | 103 | 120 | 165 | 69 | 133 | 106 | 93 | 156 | 102 | 142 |
|---|---|---|---|---|---|---|---|---|---|---|---|---|
| 150 | 204 | 27 | 162 | 99 | 201 | 141 | 211 | 279 | 27 | 81 | 160 | 219 |
| 137 | 135 | 122 | 164 | 115 | 198 | 229 | 126 | 68 | 205 | 155 | 114 | 89 |
| 98 | 216 | 88 | 147 | 85 | 243 | 220 | 324 | 168 | 105 | 123 | 146 | 212 |
| 157 | 112 | 63 | 117 | 351 | 36 | 200 | 306 | 129 | 199 | 95 | 67 | 136 |
| 145 | 44 | 202 | 113 | 152 | 333 | 140 | 180 | 234 | 153 | 297 | 45 | 128 |
| 167 | 131 | 154 | 24 | 159 | 261 | 166 | 288 | 230 | 151 | 209 | 252 | 231 |
| 96 | 101 | 119 | 208 | 94 | 315 | 210 | 144 | 121 | 139 | 116 | 108 | 206 |
| 32 | 138 | 124 | 148 | 16 | 90 | 134 | 149 | 171 | 18 | 207 | 239 | 127 |
| 125 | 161 | 88 | 132 | 110 | 143 | 158 | 77 | 97 | 118 | 203 | 91 | 163 |

**매일의 단어 문제** | 다음의 초성으로 만들 수 있는 단어를 20개 이상 적어 보세요.

[ㅅㄹ] 사랑,

화요일

# 컬러링 활동

그림의 선을 따라 그려보고 다양한 색상으로 색칠해 보세요.

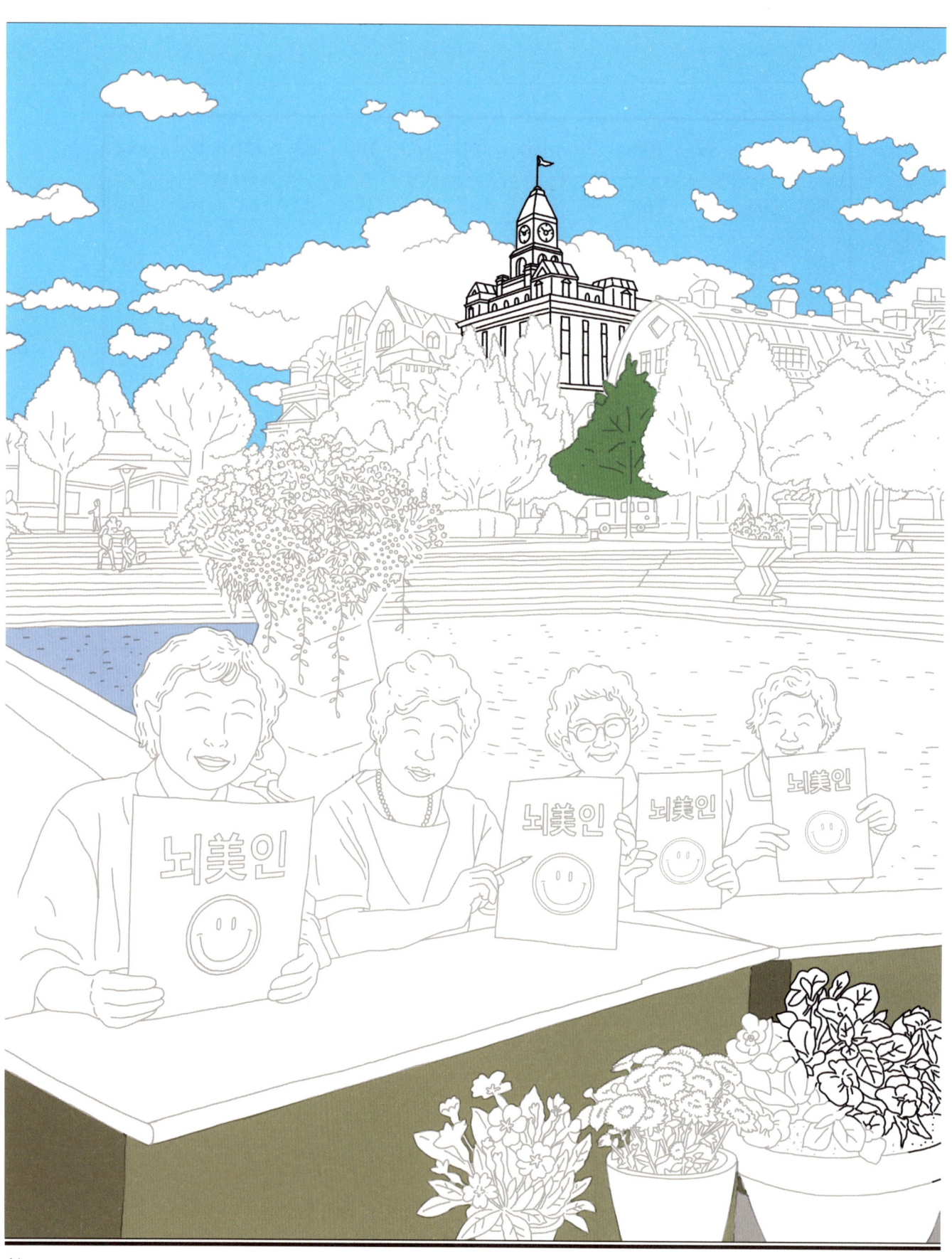

# 글자와 위치 기억하기

아래의 표 안에 신체 부위가 있습니다.
신체 부위를 찾아 동그라미 표시하고, 이름과 위치를 기억해 보세요.
종이로 왼쪽 표를 가리고 기억한 것을 오른쪽 표에 작성해 보세요.

| 겨 | 허 | 벽 | 지 |
|---|---|---|---|
| 드 | 턱 | 가 | 슴 |
| 랑 | 무 | 목 | 종 |
| 이 | 릎 | 허 | 아 |
| 어 | 깨 | 리 | 리 |

| | 허 | | |
|---|---|---|---|
| | | | 슴 |
| 랑 | | | |
| | | 허 | |
| | 깨 | | |

기억해 볼까요? 위의 두 표를 가리고 기억한 신체 부위를 찾아 동그라미 표시해 보세요.

가슴, 눈썹, 귀, 목, 팔꿈치, 배꼽, 골반, 겨드랑이, 손, 종아리, 무릎, 다리, 허리, 발가락,
입술, 손톱, 엉덩이, 허벅지, 어깨, 코, 뺨, 턱

## 매일의 단어 문제 | 아래 제시된 초성을 보고 가전제품 이름을 맞혀 보세요.

〈예시〉 ㅈㄱㄷㄹ미 → 전기다리미

1. ㅋㅍ터
2. ㅅㄱㅅ척ㄱ
3. ㄹㄷ오
4. ㅅ캐ㄴ
5. ㅎㅇㄷㄹㅇ어

6. ㅇㅁㄷㅇ
7. ㅅㅍㄱ
8. ㅍㄹ터
9. ㅌㄹㅂㅈ
10. ㅈㄱㅊ소ㄱ

# 나덕렬 교수의 뇌미인 이야기

**수요일**

### 뇌의 최대의 착각 : "나는 세상의 실체를 보고 있다"

우리는 세상의 물건이나 사건에 대한 실체를 보고 있을까? 여기에 대한 답은 내가 매일 보는 치매 환자에게서 쉽게 찾을 수 있다. 어느 날 오후, 80대 치매 할머니가 따님과 함께 기억장애 클리닉에 오셨다. 따님이 말하길, 오전 10시경 어머니 집에 들렀다가 백화점에 모시고 가서 옷과 필요한 물건을 사드리고, 점심 식사를 함께 했더니 매우 즐거워하셨다고 했다. 나는 환자의 기억력을 확인하기 위해 "오늘 아침부터 지금까지 무엇을 하셨습니까?"라고 물었다. 환자는 "아무 것도 한 것이 없어. 그냥 집에 있다가 여기 왔지"라고 대답했다. 옆에 있던 따님이 깜짝 놀라며 "여러 군데 들렀잖아요?"라고 해도 "글쎄, 그런가?"라며 시치미를 뗐다. 두 모녀는 같은 장소에서 같은 물건을 보았고, 같은 음식을 먹었다. 그런데 두 사람은 완전히 다른 경험을 한 것이다. 어떻게 이런 일이 가능할까? 그것은 두 사람의 뇌가 달라서 일어난 현상이다. 문제는 치매 할머니도 자기가 보고 기억한 것이 전부라고 생각하고, 자기가 경험한 것이 실체라고 믿고 있다는 것이다. 6개월 된 아기도 자기가 세상의 실체를 보고 있고, 자기가 보고 기억하는 부분이 세상의 전부이며, 그 이상의 세상은 없다고 믿고 있다. 기억력이 짧은 어항의 물고기도 매회 어항을 돌 때 마다 새로운 세계를 경험한다고 믿고 있을 것이다. 이것이 뇌가 지닌 최대의 착각이다.

우리는 물건이나 사건의 실체를 보지 못한다. 오감이라는 필터를 통해 들어온 환상을 보는 것이다. 박쥐는 초음파로 물건을 감지 하므로 박쥐와 우리가 지각하는 이미지는 완전히 다를 수 밖에 없다. 같은 물건을 망원경으로 보느냐, 광학현미경으로 보느냐, 전자현미경으로 보느냐에 따라 다른 것과 마찬가지다. 따라서 우리가 보는 세상은 진정 환상이다. 게다가 우리는 그 환상에 해석을 붙인다. 어떤 여자가 A라는 남자와 결혼하여 살다가 B라는 남자와 바람을 피우게 된 경우, 동일한 여자를 놓고 A 남자는 그녀를 "더럽다", B남자는 "아름답다"라고 해석한다. 환상에 해석까지 가미되면 우리는 더더욱 실체를 보지 못하게 되는 것이다. 우리가 경험하는 세상은 알고 보면 기억인데, 그 기억의 시작으로 거슬러 올라가보면 나만의 해석과 편견을 만나게 되고, 나의 오감의 한계를 만나게 되는 것이다.

우리가 세상의 실체를 보지 못한다는 사실은 우리에게 커다란 시사점을 던져준다. 첫째, 세상은 어차피 왜곡과 오해로 가득 차 있다는 것이다. 그러므로 당신은 남의 시선을 그리 두려워할 필요가 없다. 심지어 내가 나 자신에 대한 실체도 제대로 보지 못하는 판에 어떻게 남이 나의 실체를 볼 수 있을까? 그러므로 남들이 나를 오해하여 생기는 갈등과 억울함을 내려 놓자. 둘째, 인생은 오해 덩어리인데, 이왕이면 아름다운 오해를 하자는 것이다. 같은 사건을 두고 여당과 야당이 다른 해석을 하며 싸우는 것을 보지 않았는가? 나쁘게 왜곡하여 서로를 이간질 시키는 대신, 어떤 사람의 행동을 "그럴만한 이유가 있었겠지!"라고 받아들이고 포용하고 용서해야 한다. 그때 아름다운 뇌가 되고, 아름다운 세상이 된다.

# 글자 회전

앞쪽 뇌 활성법 중 중요한 10가지입니다. 예시와 같이 글자를 180도로 회전하여 적어보세요. 내 앞에 사람이 앉아 있다 생각하고, 앞사람이 봤을 때 올바른 방향의 글자가 되도록 상상하면서 글자를 적어 보세요. 단, 종이를 돌려서 작성하면 안 됩니다. *출처: 나덕렬(뇌미인), 위즈덤하우스

예시) 앞쪽 뇌 활성법 10가지

1. 외국어 공부가 뇌를 키운다

2. 꿈과 목표 갖기 「당신의 꿈은 무엇입니까?」

3. 작은 일을 반드시 마무리 하라

4. 선(先)공부 후(後)놀이 규칙을 이용하라

5. 남의 답을 보기 전에 내 답부터 찾자

---

**매일의 단어 문제** | 두 글자씩 짝을 지어 단어를 만들어 보세요. (글자는 중복해서 사용해도 됩니다)

| 명 | 여 |   |
|---|---|---|
| 상 | 추 | 임 |
|   | 지 | 홍 |
| 수 |   | 원 |
|   | 태 | 유 |

추수

목요일

# 영국 동전 계산하기

영국 동전에는 8종류가 있습니다.
영국의 동전 단위를 익히고 아래의 동전 계산 문제를 풀어 보세요.

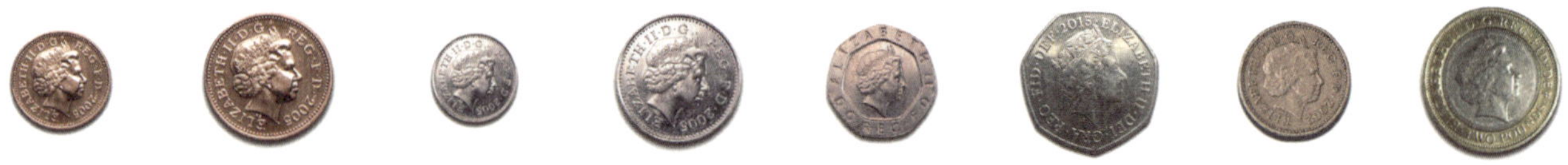

1페니　2펜스　5펜스　10펜스　20펜스　50펜스　1파운드　2파운드

보기) 1페니 + 1페니 = 2펜스

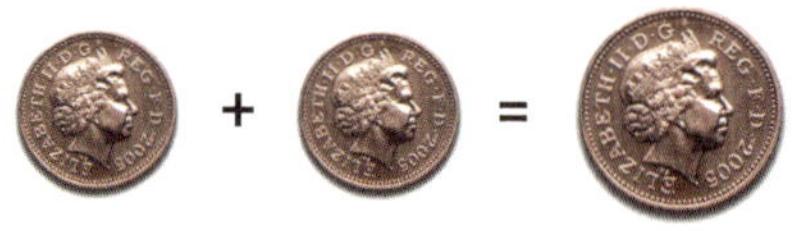

1. 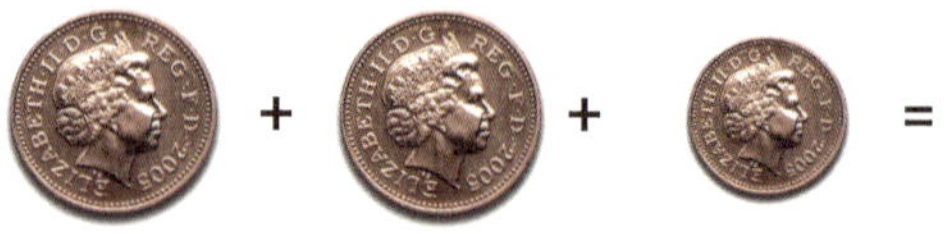 1페니 + 1페니 + 1페니 =

2. 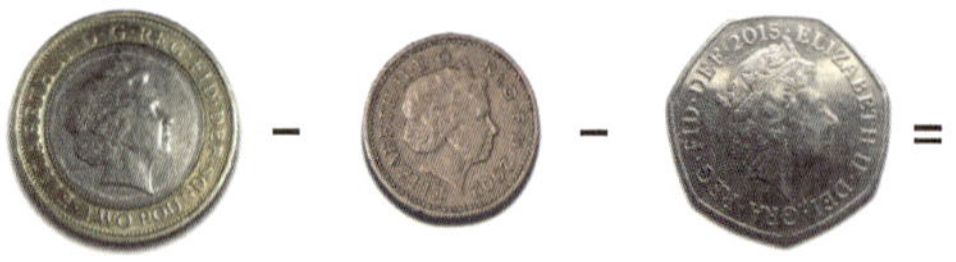 2파운드 − 1파운드 − 50펜스 =

3. 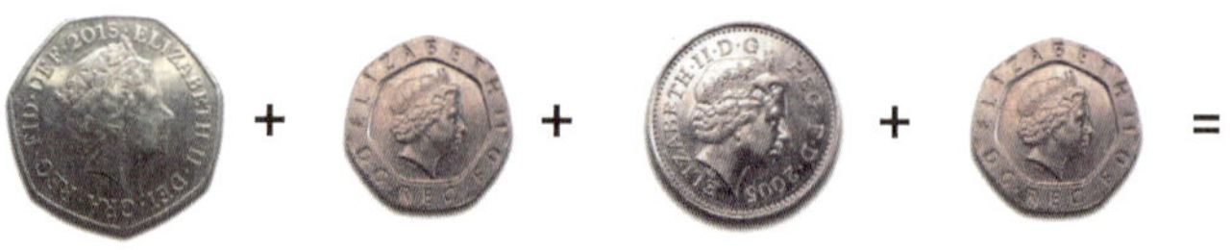 10펜스 + 10펜스 + 10펜스 + 20펜스 =

4. 5펜스 + 5펜스 + 5펜스 + 5펜스 + 20펜스 =

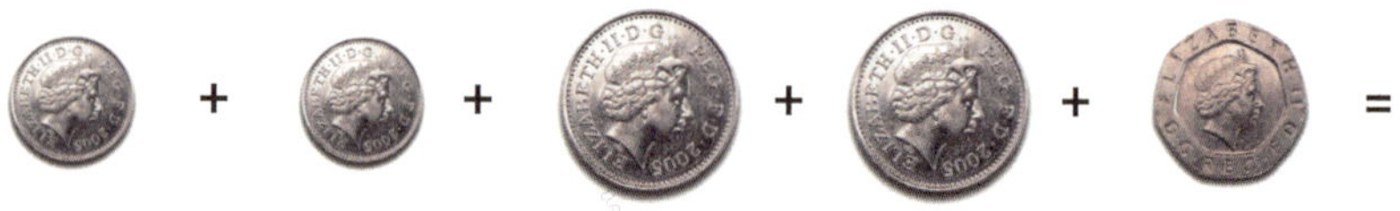

5. 20펜스 + 10펜스 + 10펜스 + 50펜스 + 1파운드 =

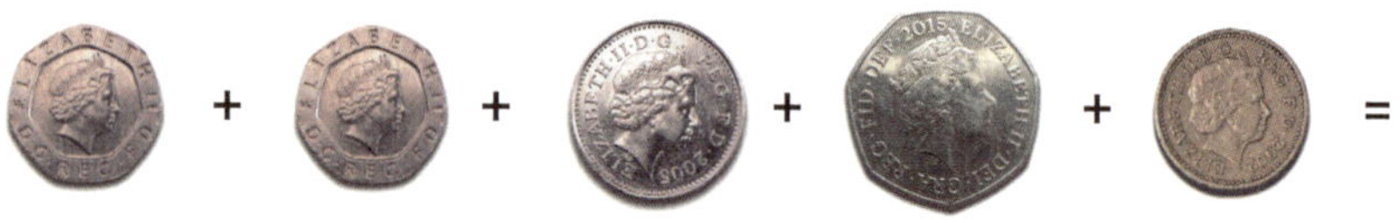

**지난주 복습 문제** | 앞에서 기억한 것을 머릿속에 떠올려서 나라별 국기를 색칠해 보세요.

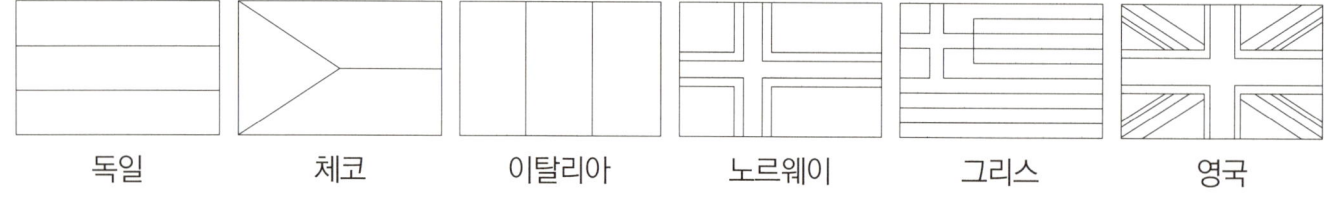

독일　체코　이탈리아　노르웨이　그리스　영국

# 숫자 계산

1~9까지의 숫자를 한 번씩만 사용하여 아래의 식을 완성해 보세요.
가로줄과 세로줄에 제시되어 있는 숫자의 곱셈이 모두 맞아야 합니다.

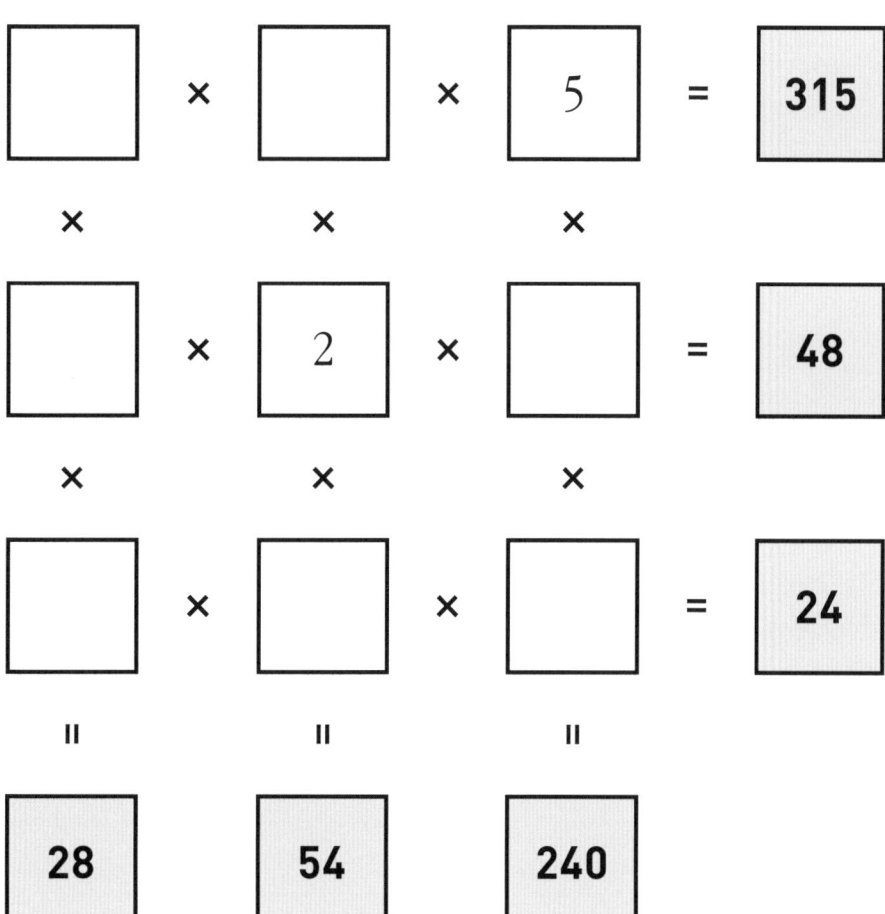

**매일의 단어 문제** | 다음의 초성으로 만들 수 있는 단어를 20개 이상 적어 보세요.

[ ㅅ ㅊ ] 산책,

금요일

# 일주일 정리

이번 한 주 내가 한 일들을 떠올려 보세요. 기억력 향상에 많은 도움이 됩니다.

월 :
화 :
수 :
목 :
금 :

이번 주 만난 사람 :

## 나의 긍정 점수

지난 한 주 만난 사람, 주위 사람들을 떠올리고 한 사람씩 평가해 보세요.
그 평가가 바로 당신의 긍정 정도를 말해 줍니다.

대상 |

점수 |
(100점 만점)

 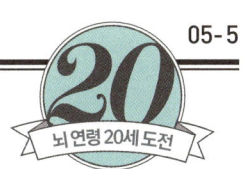

# 스도쿠

〈가로 줄〉, 〈세로 줄〉, 〈작은 9칸의 네모〉 안에 1~9의 숫자를 중복되지 않게 한 번씩 채워 넣으세요.
빈칸이 적은 줄부터 시작해 보세요.

| 3 | 1 |   | 2 | 4 |   | 7 |   | 6 |
|---|---|---|---|---|---|---|---|---|
| 9 |   |   |   | 8 | 6 |   |   | 5 |
|   |   | 7 |   | 3 |   | 1 |   |   |
| 4 |   | 6 | 8 | 1 | 2 | 5 |   | 9 |
|   |   |   |   |   |   | 1 | 3 |   |
| 5 |   |   |   |   |   | 6 |   |   |
|   |   |   |   |   |   |   | 6 | 7 |
|   | 2 |   | 1 | 7 |   |   |   | 3 |
| 7 |   |   |   | 9 |   | 4 |   |   |

**매일의 단어 문제** | 아래 제시된 초성을 보고 가전제품 이름을 맞혀 보세요.

〈예시〉 ㅈ ㄱ ㄷ ㄹ 미 → 전기다리미

1. ㅅ ㅌ ㄱ
2. ㄴ ㅈ ㄱ
3. ㅈ ㄱ ㅈ 판
4. ㅈ ㄱ 밥 ㅅ
5. ㅈ ㅈ ㄹ ㅇ ㅈ
6. ㅌ ㅅ ㅌ
7. ㅇ ㅇ ㅋ
8. ㅈ ㄱ ㅇ 븐
9. ㅁ 서
10. ㄱ ㅊ ㄴ ㅈ ㄱ

# [정답]

5주

### 05-1 [ 주의집중력 _ 배수 찾아 연결하기 ]

| 8 | 130 | 92 | 103 | 120 | 165 | 69 | 133 | 106 | 93 | 156 | 102 | 142 |
|---|---|---|---|---|---|---|---|---|---|---|---|---|
| 150 | 204 | 27 | 162 | 99 | 201 | 141 | 211 | 279 | 27 | 81 | 160 | 219 |
| 137 | 135 | 122 | 164 | 115 | 198 | 229 | 126 | 68 | 205 | 155 | 114 | 89 |
| 98 | 216 | 88 | 147 | 85 | 243 | 220 | 324 | 168 | 105 | 123 | 146 | 212 |
| 157 | 112 | 63 | 117 | 351 | 36 | 200 | 306 | 129 | 199 | 95 | 67 | 136 |
| 145 | 44 | 202 | 113 | 152 | 333 | 140 | 180 | 234 | 153 | 297 | 45 | 128 |
| 167 | 131 | 154 | 24 | 159 | 261 | 166 | 288 | 230 | 151 | 209 | 252 | 231 |
| 96 | 101 | 119 | 208 | 94 | 315 | 210 | 144 | 121 | 139 | 116 | 108 | 206 |
| 32 | 138 | 124 | 148 | 16 | 90 | 134 | 149 | 171 | 18 | 207 | 239 | 127 |
| 125 | 161 | 88 | 132 | 110 | 143 | 158 | 77 | 97 | 118 | 203 | 91 | 163 |

[ 매일의 단어 문제 ]

사람, 사랑, 사례, 사려, 사력, 사례, 사료, 사리, 사립, 산록, 산림, 살림, 삼림, 상류, 상례, 상륙, 생략, 생리, 서랍, 서로, 서론, 서류, 서리, 석류, 선량, 선례, 선로, 설립, 섭렵, 섭리, 성령, 성립, 세력, 세련, 세례, 세로, 소라, 소량, 소름, 소리, 소림, 쇠락, 수락, 수량, 수렁, 수력, 수련, 수렴, 수렵, 수령, 수로, 수록, 수료, 수리, 수립, 순례, 순리, 승려, 승리, 시력, 시련, 시루, 시름, 식량, 신랑, 신령, 신뢰, 실력, 실례, 실리, 심려, 심령, 심리 등 기타 다른 단어도 있습니다.

### 05-2 [ 기억력 _ 글자와 위치 기억하기 ]

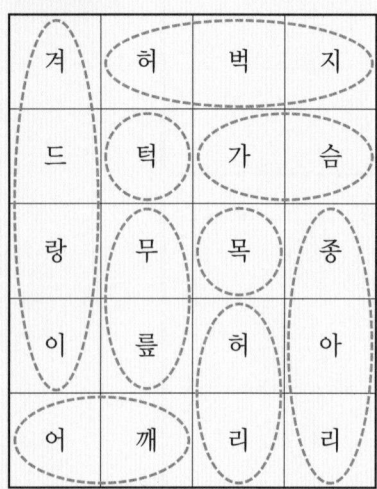

가슴(O), 눈썹, 귀, 목(O),
팔꿈치, 배꼽, 골반,
겨드랑이(O), 손, 종아리(O),
무릎(O), 다리, 허리(O),
발가락, 입술, 손톱,
엉덩이, 허벅지(O), 어깨(O),
코, 뺨, 턱(O)

[ 매일의 단어 문제 ]

1. 컴퓨터
2. 식기세척기
3. 라디오
4. 스캐너
5. 헤어드라이어
6. 오디오
7. 선풍기
8. 프린터
9. 텔레비전
10. 진공청소기

### 05-3 [ 시공간 능력 _ 글자 회전 ]

1. 외국어 공부가 뇌를 키운다
2. 꿈과 목표 갖기 「당신의 꿈은 무엇입니까?」
3. 작은 일을 반드시 마무리 하라
4. 선(先)공부 후(後)놀이 규칙을 이용하라
5. 남의 답을 보기 전에 내 답부터 찾자

[ 매일의 단어 문제 ]

명상, 명원, 명유, 명지, 명태, 상명, 상수, 상원, 상여, 상임, 상지, 상추, 상태, 수명, 수상, 수여, 수원, 수유, 수임, 수지, 여명, 여상, 여수, 여유, 여지, 여추, 원명, 원상, 원수, 원유, 원지, 유명, 유상, 유수, 유원, 유임, 유지, 유추, 임명, 임상, 임수, 임원, 지명, 지상, 지원, 추상, 추수, 추태, 태명, 태상, 태지, 홍상, 홍수 등 기타 다른 단어도 있습니다.

### 05-4 [ 계산력 _ 숫자 계산 ]

| 7 | × | 9 | × | 5 | = | 315 |
| × |   | × |   | × |
| 4 | × | 2 | × | 6 | = | 48 |
| × |   | × |   | × |
| 1 | × | 3 | × | 8 | = | 24 |
| = |   | = |   | = |
| 28 |   | 54 |   | 240 |

[ 매일의 단어 문제 ]

사찰, 사채, 사철, 사촌, 사축, 사치, 사칙, 산채, 산책, 산천, 산촌, 산출, 삼촌, 상처, 상체, 상추, 상충, 새참, 새침, 색채, 색출, 색칠, 생체, 서체, 석차, 선창, 선처, 선천, 선출, 선친, 설치, 섭취, 성찬, 성찰, 성취, 세차, 세척, 세칙, 세침, 소총, 속출, 속칭, 수채, 수초, 수축, 수출, 수취, 수치, 수칙, 숙청, 숙취, 순찰, 술책, 승차, 승천, 시차, 시찰, 시책, 시청, 시체, 시초, 시침, 식초, 신참, 신청, 신축, 실책, 실천, 실체, 실추, 심층 등 기타 다른 단어도 있습니다.

---

### 05-5 [ 전두엽 기능 _ 스도쿠 ]

| 3 | 1 | 5 | 2 | 4 | 9 | 7 | 8 | 6 |
|---|---|---|---|---|---|---|---|---|
| 9 | 4 | 2 | 7 | 8 | 6 | 3 | 1 | 5 |
| 8 | 6 | 7 | 3 | 5 | 1 | 4 | 9 | 2 |
| 4 | 3 | 6 | 8 | 1 | 2 | 5 | 7 | 9 |
| 2 | 7 | 8 | 6 | 9 | 5 | 1 | 3 | 4 |
| 5 | 9 | 1 | 4 | 3 | 7 | 6 | 2 | 8 |
| 1 | 8 | 4 | 5 | 2 | 3 | 9 | 6 | 7 |
| 6 | 2 | 9 | 1 | 7 | 4 | 8 | 5 | 3 |
| 7 | 5 | 3 | 9 | 6 | 8 | 2 | 4 | 1 |

[ 매일의 단어 문제 ]

1. 세탁기
2. 냉장고, 녹즙기
3. 전기장판
4. 전기밥솥
5. 전자레인지
6. 토스터
7. 에어컨
8. 전기오븐
9. 믹서
10. 김치냉장고

5주

# [ 68페이지 - 유럽 문제 정답 ]

[ 영국 동전 계산하기 ]

1. 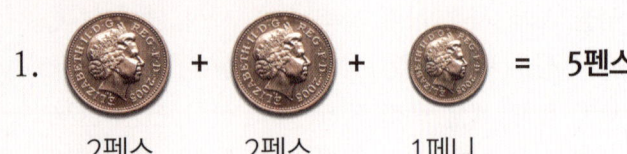 = 5펜스
   2펜스  2펜스  1페니

2. 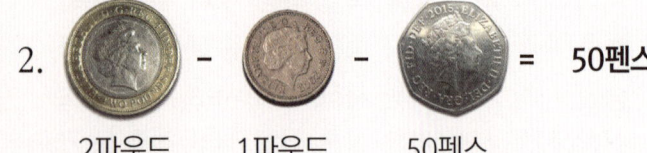 = 50펜스
   2파운드  1파운드  50펜스

3. 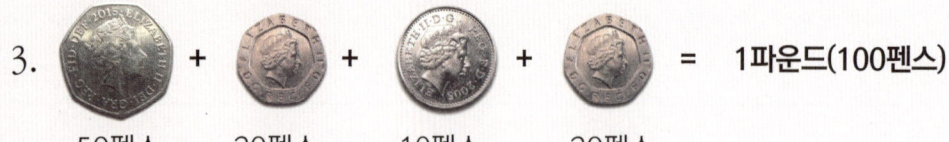 = 1파운드(100펜스)
   50펜스  20펜스  10펜스  20펜스

4. 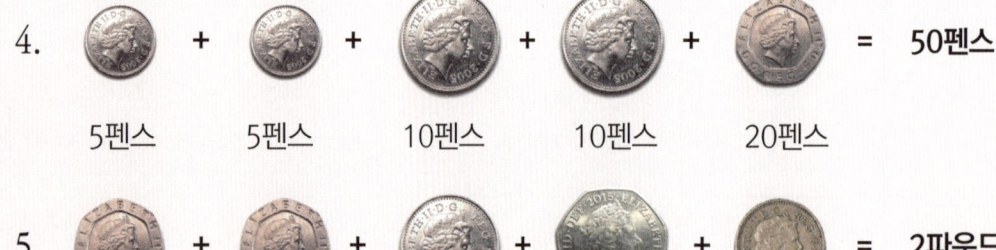 = 50펜스
   5펜스  5펜스  10펜스  10펜스  20펜스

5. 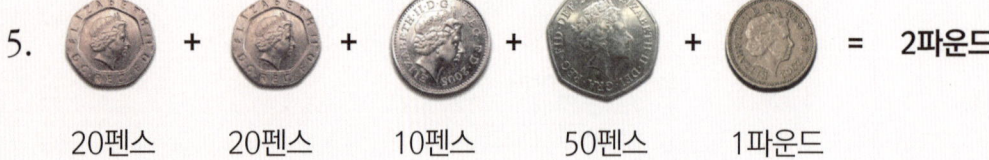 = 2파운드
   20펜스  20펜스  10펜스  50펜스  1파운드

[ 지난주 복습 문제 _ 국기 색칠하기 ]

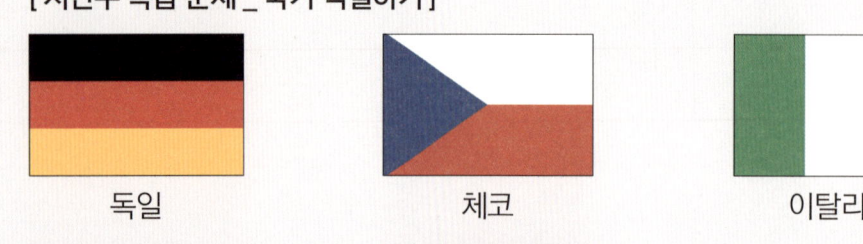

독일  체코  이탈리아  노르웨이

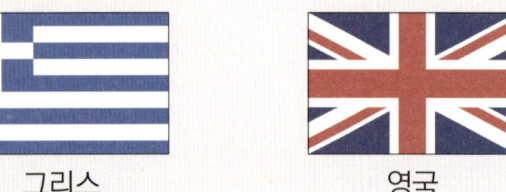

그리스  영국

월요일

# 일주일 계획

이번 일주일을 생각하며 해야 할 일들을 정리해 보세요.

꼭 해야 할 일들 :

월 :

화 :

수 :

목 :

금 :

중요한 약속 / 만날 사람 :

재미난 계획 :

# 글자 찾아 연결하기

글자판에서 글자 '늙'을 모두 찾아 색칠해 보세요.

글자 '늙'을 연결했을 때 어떤 글자가 나오는지 맞혀 보세요.

| 늦 | 논 | 늦 | 놓 | 놀 | 놁 | 놁 | 높 | 녹 | 늑 | 뇔 | 눠 | 눅 |
| 뉴 | 녹 | 눆 | 늛 | 늛 | 넒 | 눆 | 놂 | 늒 | 늑 | 녹 | 녹 | 뉴 |
| 눙 | 놁 | 늦 | 눆 | 늑 | 늑 | 녹 | 늑 | 늑 | 늑 | 눆 | 놁 | 놁 |
| 놂 | 뉴 | 늒 | 늑 | 눆 | 늑 | 눆 | 눆 | 눆 | 늑 | 눆 | 녹 | 뉴 |
| 놁 | 눆 | 늒 | 늒 | 늒 | 눆 | 녹 | 늑 | 늑 | 늑 | 눆 | 놓 | 놂 |
| 뉴 | 놂 | 녹 | 눆 | 늒 | 놁 | 눆 | 늑 | 눆 | 늑 | 놁 | 눆 | 놁 |
| 눅 | 놓 | 눆 | 눆 | 늒 | 늑 | 눆 | 놁 | 놓 | 눆 | 놓 | 눆 | 눅 |
| 놁 | 녹 | 눆 | 놓 | 늑 | 늑 | 늑 | 늑 | 늑 | 늑 | 눆 | 녹 | 놁 |
| 놂 | 놓 | 놂 | 눆 | 놓 | 늑 | 눆 | 놂 | 눆 | 눆 | 눆 | 눆 | 놂 |
| 녹 | 뉴 | 눆 | 놂 | 눆 | 늑 | 늑 | 녹 | 늑 | 놂 | 눆 | 녹 | 뉴 |
| 뉴 | 놁 | 녹 | 뉴 | 늑 | 늑 | 늑 | 늑 | 늑 | 늑 | 녹 | 놁 | 눆 |

---

**매일의 단어 문제** | 다음의 초성으로 만들 수 있는 단어를 20개 이상 적어 보세요.

[ㅅㅁ] 소망,

화요일

# 최근 일주일 '뇌미인' 활동

( 진인사 대천명 / PASCAL )

## 진 땀나게 운동하고 : PHYSICAL ACTIVITY

약간 숨이 찰 정도로 일주일에 3번 이상 유산소 운동(걷기, 달리기, 수영, 자전거 타기 등)을 한다.
추가로 근력운동, 스트레칭, 요가를 하면 더 좋다.

• 지난 일주일 간 평균 운동 횟수는?

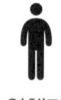  
안했다     1~2번     3번 이상

## 인 정사정없이 담배 끊고 : ANTI-SMOKING

담배를 피우면 피가 끈적끈적 해져서 뇌혈관이 잘 막힘. 절대 피우지 말아야 함!

• 지난 일주일 간 담배 피운 횟수는?

하루 10개피 이상    하루 10개피 이하    전혀 피우지 않았다

## 사 회활동과 긍정적인 사고를 많이 하고 : SOCIAL ACTIVITY

마음에 맞는 사람들과 자주 만나고 대화하며, 지역사회의 다양한 사회활동에 참여한다.

• 지난 일주일 간 사람들과 만난 횟수는?

전혀 안 만났다    1~2번    3번 이상

## 대 뇌 활동을 적극적으로 하고 : COGNITIVE ACTIVITY

말하기, 글쓰기, 토론하기, 발표하기, 독서하기, 새로운 것 배우기(외국어, 스마트폰 사용법),
강의듣기 등 적극적으로 머리쓰는 활동을 한다.

• 하루 평균 독서 및 공부한 시간은?

전혀 안 했다    30분 이상    60분 이상

## 천 박하게 술 마시지 말고 : ALCOHOL IN MODERATION

과음과 폭음은 인지장애에 걸릴 확률을 1.7배나 높인다. 마시더라도 일주일에 1잔 3회 이하로 줄인다.
(1잔 : 맥주는 맥주잔, 소주는 소주잔, 양주는 양주잔)

• 지난 일주일 간 마신 술의 양은?

8잔 이상    4~7잔    3잔 이하

## 명 을 연장하는 식사를 하라 : LEAN BODY MASS AND HEALTHY DIET

비만이 되지 않도록 식사량을 조절하고, 채소, 과일, 견과류, 두부, 계란, 생선, 닭가슴살, 우유 또는 두유, 현미밥 등
균형 잡힌 건강한 식사와 물을 충분히 섭취하면서 수면에 문제가 없는 한 차를 마시면 좋다.

• 체중 : (      kg) / 책의 마지막 페이지를
  참고해서 비만도를 체크해본다.

|  | 저체중 | 표준 | 과체중 | 비만 |
|---|---|---|---|---|
| BMI | 18.5 미만 | 18.5~23 | 23 이상 | 25 이상 |

# 단어 짝지어 기억하기

세 개씩 묶어진 단어를 쉽게 기억하기 위해 이야기를 만들어서 외워 보세요.

예시) 한 동안 당뇨병이 심해져 침대에만 누워있다가 오랜만에 가족들과 여행을 하니 즐겁다.

왼쪽 내용을 종이로 가리고, 빈칸에 들어갈 알맞은 단어의 짝을 생각하여 적어 보세요.

| 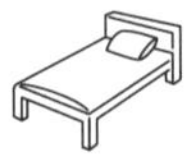 당뇨병 — 침대 — 즐겁다 | 당뇨병 — ☐ — ☐ |
| 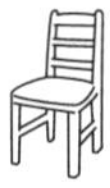 빈혈 — 의자 — 불안하다 | ☐ — 의자 — ☐ |
| 고혈압 — 옷장 — 행복하다 | 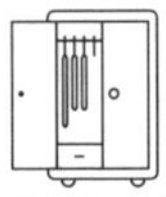 ☐ — ☐ — 행복하다 |
| 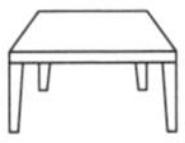 우울증 — 식탁 — 섭섭하다 | 우울증 — ☐ — ☐ |
| 골다공증 — 소파 — 편안하다 | 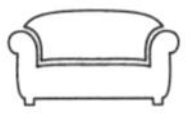 ☐ — ☐ — 편안하다 |
| 뇌졸중 — 화장대 — 슬프다 | 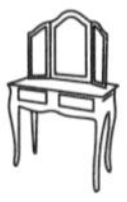 ☐ — 화장대 — ☐ |

---

**매일의 단어 문제** | 다음 제시된 초성을 보고 농기구 이름을 맞혀 보세요.

〈예시〉 ㅈ ㄱ → 지게

1. ㄱ 이
2. ㅈ 구
3. ㅁ 돌
4. ㅁ 방 ㅇ
5. ㅇ 두 ㄹ

6. ㄱ 퀴
7. ㅅ ㅅ ㄹ
8. 넉 ㄱ ㄹ
9. ㄸ 비
10. ㅎ 미

# 나덕렬 교수의 뇌미인 이야기

수요일

**욕망을 활용하면 뇌가 젊어진다.**

치매가 말기에 이르면 환자는 대소변을 가리지 못하고 식구를 못 알아보기도 한다. 그럼에도 반가운 사람이 방문하거나 손자, 손녀 얘기를 들려주면 갑자기 눈을 뜨고 웃거나 우는 기적적인 순간이 목격된다. 꺼져 가는 뇌에 불을 켜는 이 신비한 힘은 어디서 나오는 것일까?

뇌는 3층 구조로 되어 있다. 아래에서부터 위로 향하면서 뇌줄기-변연계-신피질로 구성된다. 가장 아래 뇌줄기에는 기본적인 생명활동을 중재하는 호흡 중추, 심장 중추가 있다. 가운데 변연계는 가장자리 뇌라고 하는데, 뇌줄기와 신피질 경계에 있다는 뜻이다. 여기에는 음식, 물, 잠에 대한 욕구, 성적인 욕구, 그리고 적과 친구를 감별하는 감정 센터가 존재한다. 맨 위, 신피질은 합리적인 생각과 판단을 하는 뇌다. 즉 몸에서 올라오는 식욕, 성욕 등의 내부 욕구와 각종 외부자극에 대한 욕구(예를 들어 명품 가방 같은 멋진 것에 대한 소유욕)를 조절할 뿐만 아니라 자아실현을 이룬다.

때때로 우리는 욕구를 부정적인 것으로 생각하고 피하거나 덮으려 한다. 그러나 욕구를 적절히 추구하는 것은 마치 지구 깊은 곳의 마그마를 이용하여 건강, 즐거움 등의 긍정적인 효과가 있는 온천을 이용하는 것과 같다. 즉, 뇌줄기와 변연계에서 올라오는 본능과 욕구는 강한 에너지원으로서 뇌 전체에 불을 켜고 특히 전두엽 피질의 동기센터를 자극한다. 이 에너지는 강력하고 항상 활화산처럼 폭발할 준비가 되어 있다. 마치 출발선에 있는 경주마가 튀어나갈 준비를 하는 것과 같다. 이 에너지로 남녀가 사랑을 불태우게 하고, 손자 생각만 하여도 웃음이 나오게 한다. 꺼져가는 말기 치매 환자의 뇌까지도 불이 켜지게 만든다.

우리는 낮은 단계 욕구를 충족시키고 고차원적인 욕구로 나아가면서 더 나은 사람으로 성장하게 된다. 그러므로 강한 욕구를 만나야 한다. 욕구를 덮어서도 안 된다. 당신의 행동과 결정을 좌지우지하는 것은 결국 욕구이므로 이를 조절하고 적극적으로 활용해야 한다.

남과 자기에게 해가 되지 않는 범위에서 하고 싶은 것을 실컷 해 보아야 한다. 인생이 재미있다는 것을 듬뿍 느껴야 한다. 생리적인 욕구, 사랑하고 사랑받고 싶은 욕구를 넘어서서, 자존감을 키우고, 자아실현을 하겠다는 욕망을 불태워야 한다. 나이가 들면 일반적으로 욕구가 줄어든다. 노인이 되어 모든 욕구를 다 내려놓으면 뇌가 빨리 늙을 수 있다. 재미를 찾아야 한다. 맛있는 음식을 먹을 외식 계획을 세우고, 영화를 보고, 친구와 만나서 재미있게 대화를 나누며, 여행을 가는 등 재미있는 욕구와 일을 많이 만들면 뇌가 젊어진다.

# 도형 회전

회전된 4개의 입체도형 중에 색깔 토막의 위치가 다른 도형 하나를 찾아 보세요.

예시)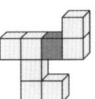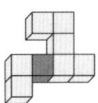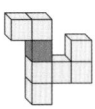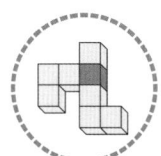

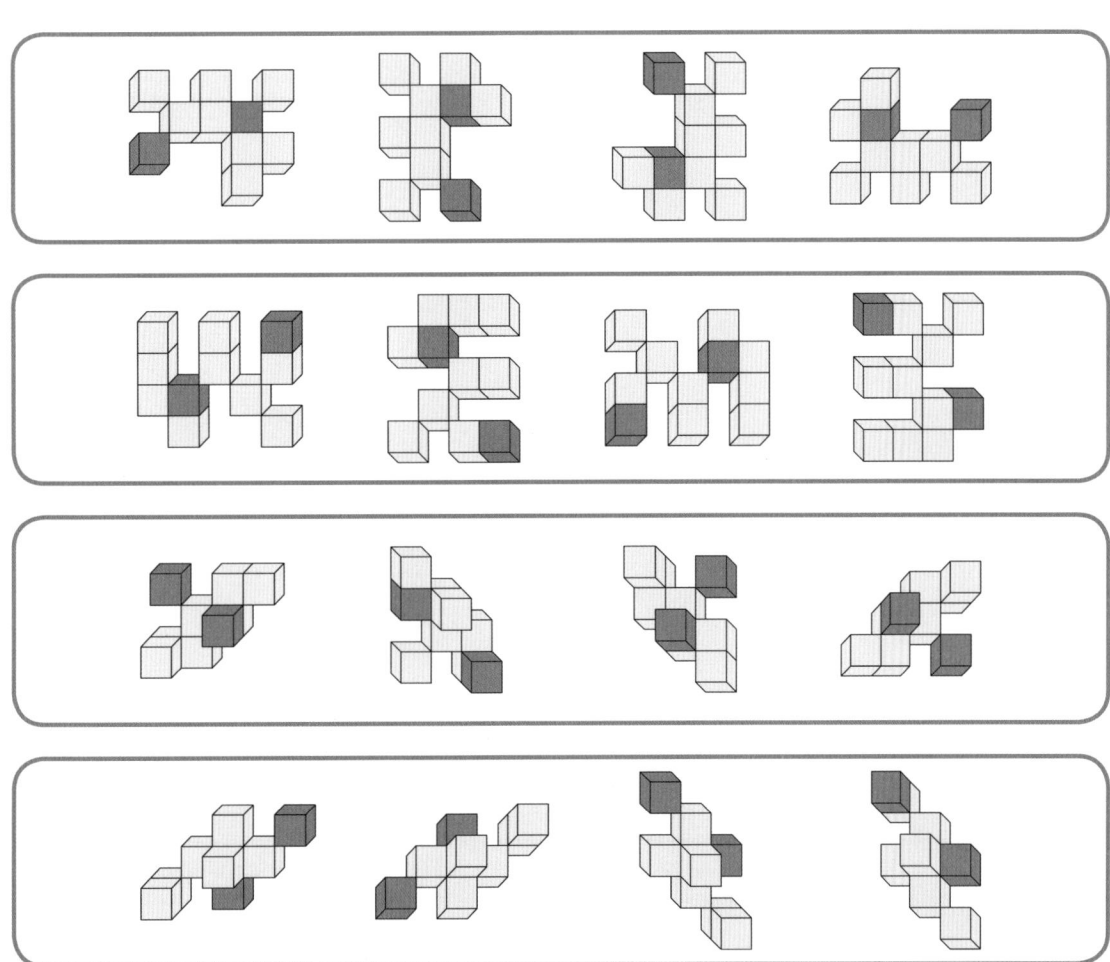

| 매일의 단어 문제 | 두 글자씩 짝을 지어 단어를 만들어 보세요. (글자는 중복해서 사용해도 됩니다) |

| 기 | 탐 | 별 | 양 |
|---|---|---|---|
|   |   | 면 | 전 |
|   | 상 |   | 보 |
| 이 |   |   | 태 |
|   |   | 특 | 구 |

탐구

# 유럽 국가 수도 익히기 1

목요일

유럽 국가별 수도를 알아봅시다.
수도 이름을 보고 어느 국가의 수도인지 적고, 지도에서 각 나라를 찾아 표 안에 정해진 색깔로 색칠해 보세요.
예) 보기와 같이 아테네는 '그리스'의 수도이므로, 지도 위에서 그리스를 찾아 빨간색으로 색칠하면 됩니다.

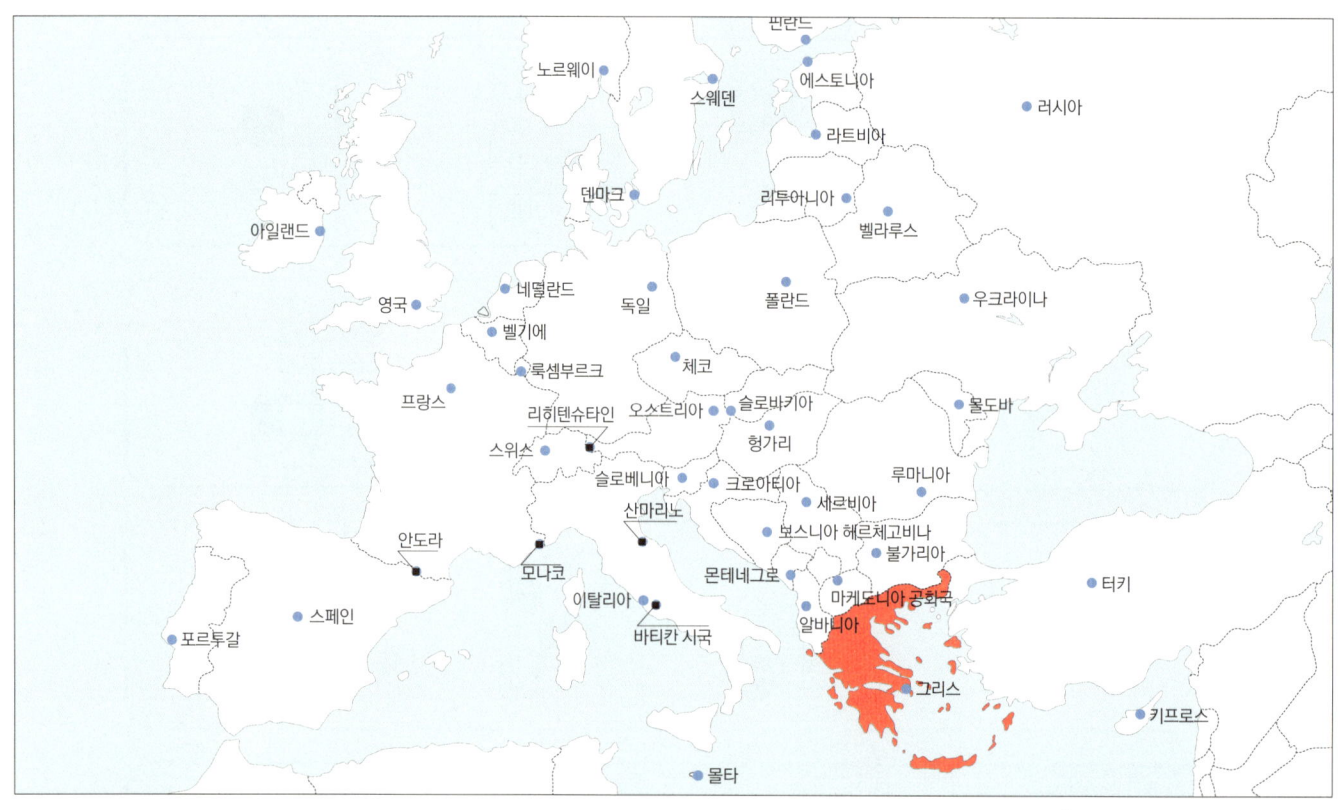

● 표시는 각 나라의 수도의 위치 입니다.

|  | 나라 이름 | 수도 이름 | 색상 |  | 나라 이름 | 수도 이름 | 색상 |
|---|---|---|---|---|---|---|---|
| 예시 | 그리스 | 아테네 | 빨간색 | 5 |  | 류블랴나 | 보라색 |
| 1 |  | 코펜하겐 | 주황색 | 6 |  | 더블린 | 연두색 |
| 2 |  | 브뤼셀 | 노란색 | 7 |  | 런던 | 하늘색 |
| 3 |  | 스톡홀름 | 초록색 | 8 |  | 베를린 | 분홍색 |
| 4 |  | 마드리드 | 파란색 | 9 |  | 빈 | 갈색 |

**지난주 복습 문제** | 앞에서 배운 영국 동전을 기억하여 아래 제시된 동전 단위를 맞혀 보세요.

1.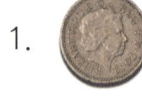
2.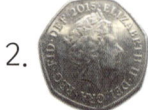
3.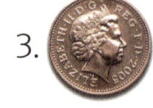
4.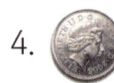

5.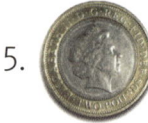
6.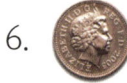
7.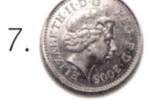
8.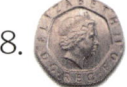

# 주사위 계산

주사위의 동그라미 개수를 숫자로 연상하여 계산해 보세요.
예시와 같이 주사위 두 개로 두 자리 숫자, 세 개로 세 자리 숫자를 만들어 계산해 보세요. 문제에 괄호가 있을 경우, 괄호 안의 식을 먼저 풀어서 답을 구한 다음 앞에서부터 순서대로 계산하면 됩니다.

예시) (4 × 5) + 164 = 184

1. (51 + 43) × 11 = (          )
2. 66 − 32 + 154 = (          )
3. 431 − 52 − 36 = (          )
4. 53 − 33 × 42 = (          )
5. 121 − 44 + 16 = (          )
6. 56 × (25 − 16) = (          )

---

**매일의 단어 문제** | 다음의 초성으로 만들 수 있는 단어를 20개 이상 적어 보세요.

[ ㅅ ㅎ ] 신호,

금요일

# 일주일 정리

이번 한 주 내가 한 일들을 떠올려 보세요. 기억력 향상에 많은 도움이 됩니다.

월 :

화 :

수 :

목 :

금 :

이번 주 만난 사람 :

## 나의 긍정 점수

지난 한 주 만난 사람, 주위 사람들을 떠올리고 한 사람씩 평가해 보세요.
그 평가가 바로 당신의 긍정 정도를 말해 줍니다.

대상 |

점수 |
(100점 만점)

# 지는 가위바위보

아래 표에 제시된 가위, 바위, 보자기를 보고 게임에서 지기 위해 어떤 것을 내야 하는지 보기에서 찾아 숫자를 적어 보세요. 예를 들어 가위를 보고 지기 위해서는 보자기를 내야 됨으로 숫자 3을 적으면 됩니다. 앞에서부터 차례대로 가능한 한 빨리 해보세요.

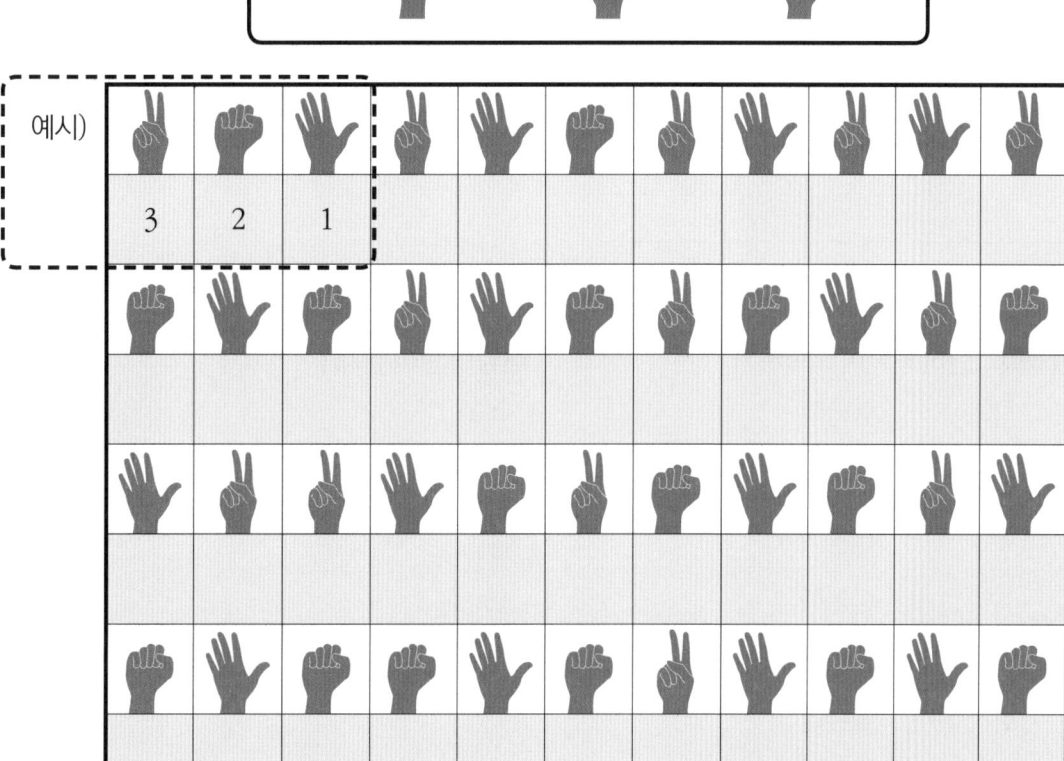

| **매일의 단어 문제** | 다음 제시된 초성을 보고 농기구 이름을 맞혀 보세요. |
|---|---|

〈예시〉ㅈ게 → 지게

1. ㄴ

2. ㅅ

3. ㄱ괭ㅇ

4. ㄱ래

5. ㅋ

6. 써ㄹ

7. ㅈ기

8. ㅁㅌ

9. ㄱ무ㄹ

10. ㄷㄹ깨

# [정답]

6주

### 06-1 [ 주의집중력 _ 글자 찾아 연결하기 ]

[ 매일의 단어 문제 ]

사막, 사망, 사면, 사멸, 사명, 사모, 사무, 사물, 산맥, 산모, 산문, 산물, 살맛, 상무, 색맹, 샘물, 생명, 생모, 생물, 서막, 서면, 서명, 서문, 서민, 선망, 선물, 설명, 설문, 섬망, 성명, 성묘, 성문, 성미, 세모, 세무, 소매, 소멸, 소명, 소모, 소문, 속물, 손맛, 손목, 수매, 수면, 수모, 수목, 수묵, 수문, 숙맥, 숙면, 숙명, 승마, 시민, 식모, 식물, 식민, 신맛, 신망, 신명, 신물, 실망, 실명, 실무, 실물, 심문 등 기타 다른 단어도 있습니다.

### 06-2 [ 기억력 _ 단어 짝지어 기억하기 ]

- 당뇨병 - 침대 - 즐겁다
- 빈혈 - 의자 - 불안하다
- 고혈압 - 옷장 - 행복하다
- 우울증 - 식탁 - 섭섭하다
- 골다공증 - 소파 - 편안하다
- 뇌졸중 - 화장대 - 슬프다

[ 매일의 단어 문제 ]

1. 괭이
2. 절구
3. 맷돌
4. 물방아
5. 용두레
6. 갈퀴
7. 쇠스랑
8. 넉가래
9. 따비
10. 호미

### 06-3 [ 시공간 능력 _ 도형 회전 ]

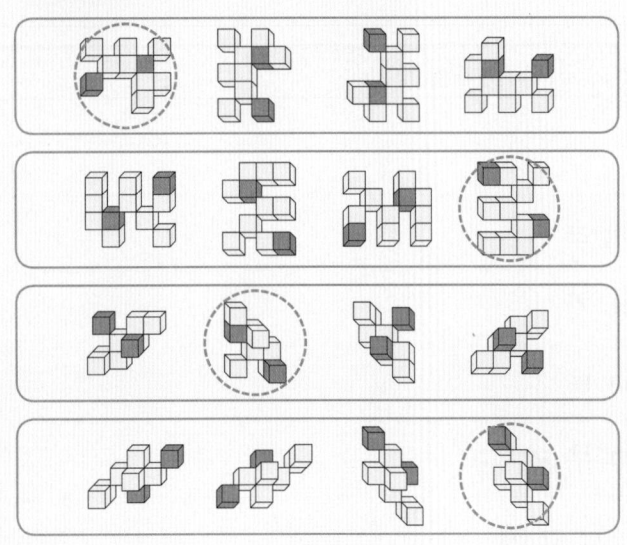

[ 매일의 단어 문제 ]

구기, 구면, 구별, 구상, 구이, 구전, 기구, 기면, 기별, 기보, 기상, 기이, 기전, 기태, 기특, 면상, 면전, 별기, 별전, 보기, 보상, 보양, 보전, 보태, 상기, 상보, 상이, 상전, 상태, 양기, 양면, 양보, 양상, 양이, 양전, 양태, 이면, 이상, 이전, 전구, 전기, 전면, 전보, 전상, 전이, 탐구, 탐기, 태기, 태상, 태양, 특구, 특기, 특별, 특보, 특상, 특이, 특전 등 기타 다른 단어도 있습니다.

**06-4** [ 계산력 _ 주사위 계산 ]

1. (51 + 43) x 11 = 1034
2. 66 - 32 + 143 = 177
3. 431 - 53 - 64 = 314
4. (52 - 33) x 42 = 798
5. 111 - 44 + 26 = 93
6. 56 x (34 - 16) = 1008

[ 매일의 단어 문제 ]

사학, 사항, 사해, 사형, 사활, 사회, 사후, 산하, 산행, 산화, 산후, 살해, 삽화, 상하, 상한, 상해, 상행, 상호, 상환, 상황, 새해, 생활, 생후, 서행, 서화, 석화, 석회, 선행, 선형, 선호, 설화, 성행, 성향, 성형, 성화, 성황, 소형, 소화, 소환, 손해, 송환, 수해, 수행, 수험, 수혜, 수호, 수화, 수확, 순항, 순화, 순환, 슬하, 승화, 시한, 시합, 시해, 시행, 시험, 시현, 시효, 식혜, 식후, 신하, 신학, 신혼, 신화, 신흥, 실화, 실향, 실행, 실험, 실현, 실형, 실황, 실효, 심혈, 심해, 심화 등 기타 다른 단어도 있습니다.

---

**06-5** [ 전두엽 기능 _ 지는 가위바위보 ]

| 3 | 2 | 1 | 3 | 1 | 2 | 3 | 1 | 3 | 1 | 3 |
|---|---|---|---|---|---|---|---|---|---|---|
| 2 | 1 | 2 | 3 | 1 | 2 | 3 | 2 | 1 | 3 | 2 |
| 1 | 3 | 3 | 1 | 2 | 3 | 2 | 1 | 2 | 3 | 1 |
| 2 | 1 | 2 | 2 | 1 | 2 | 3 | 1 | 2 | 1 | 2 |

[ 매일의 단어 문제 ]

1. 낫
2. 삽
3. 곡괭이
4. 가래
5. 키
6. 써레
7. 쟁기
8. 매통
9. 고무래
10. 도리깨

6주  [82페이지 - 유럽 문제 정답]

[ 유럽 국가 수도 익히기 1 ]

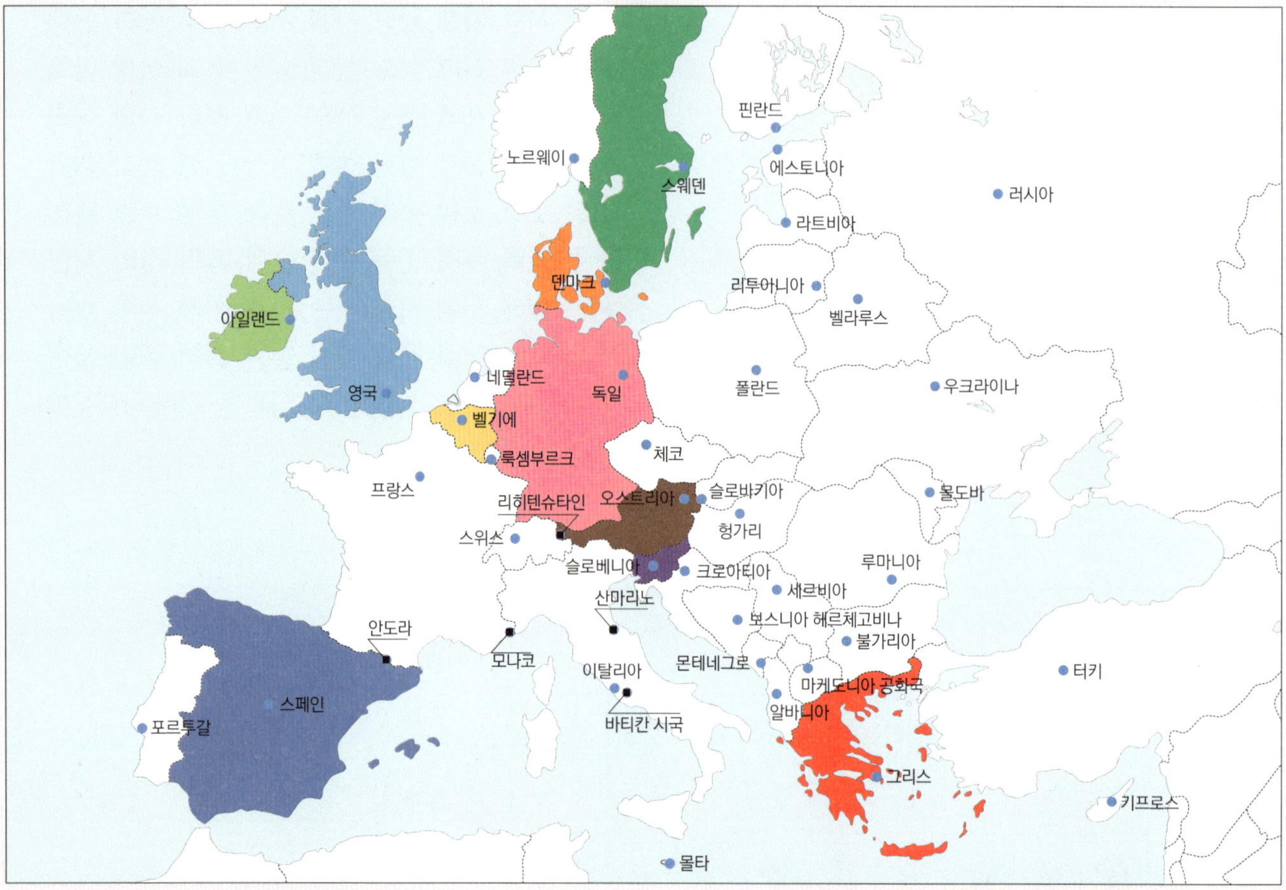

● 표시는 각 나라의 수도의 위치 입니다.

|  | 나라 이름 | 수도 이름 | 색상 |
|---|---|---|---|
| 예시 | 그리스 | 아테네 | 빨간색 |
| 1 | 덴마크 | 코펜하겐 | 주황색 |
| 2 | 벨기에 | 브뤼셀 | 노란색 |
| 3 | 스웨덴 | 스톡홀름 | 초록색 |
| 4 | 스페인 | 마드리드 | 파란색 |

|  | 나라 이름 | 수도 이름 | 색상 |
|---|---|---|---|
| 5 | 슬로베니아 | 류블랴나 | 보라색 |
| 6 | 아일랜드 | 더블린 | 연두색 |
| 7 | 영국 | 런던 | 하늘색 |
| 8 | 독일 | 베를린 | 분홍색 |
| 9 | 오스트리아 | 빈 | 갈색 |

[ 지난주 복습 문제 _ 영국 동전 단위 ]

1. 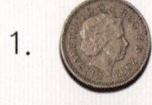 1파운드
2. 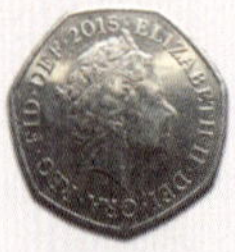 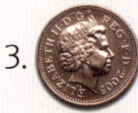 50펜스
3. 2펜스
4.  5펜스
5. 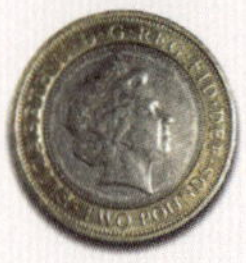  2파운드
6. 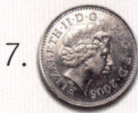 1페니
7. 10펜스
8. 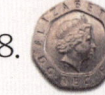 20펜스

월요일

# 일주일 계획

이번 일주일을 생각하며 해야 할 일들을 정리해 보세요.

꼭 해야 할 일들 :

월 :

화 :

수 :

목 :

금 :

중요한 약속 / 만날 사람 :

재미난 계획 :

# 같은 모양 찾기

아래의 표 안에서 가로와 세로 중, 보기에서 제시된 모양 순서대로 되어 있는 것을 모두 찾아 동그라미 표시하세요. 대각선은 제외하며, 정답은 예시 포함하여 총 15개입니다.

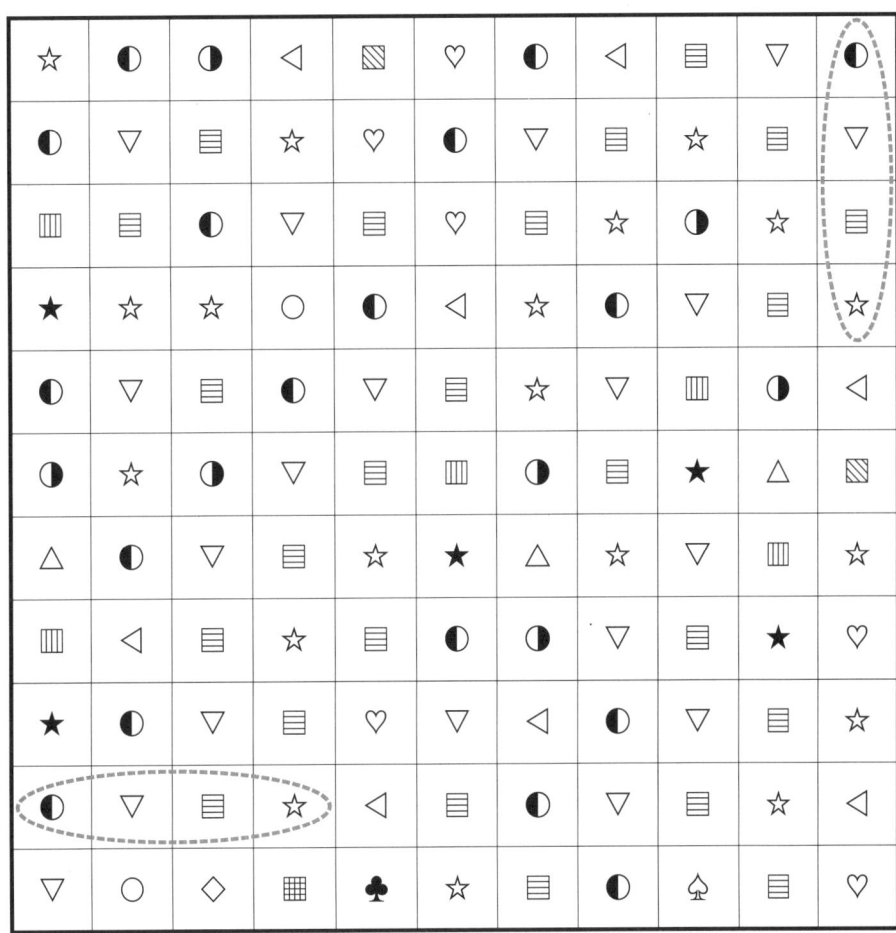

## 매일의 단어 문제 | 다음의 초성으로 만들 수 있는 단어를 20개 이상 적어 보세요.

[ ㅇ ㄱ ] 아기,

화요일

# 뇌미인 트레이닝 체험후기

### 뇌미인 트레이닝을 만나고 난 뒤
박혜경 님 (대전구 유성구 55세)

2016. 2. 23일은 나의 친구 '뇌미인 트레이닝'을 처음 만난 날이다.
책을 받아 쭉 넘겨보니 재미있는 문제들이 많아서 얼른 한꺼번에 많이 풀어볼까 했다. 그러나 월, 화, 수, 목, 금 요일이 적혀 있어 그날 그날 정해진 분량만큼만 하고 매일 매일 하는 습관을 들이기로 했다. 이미 새벽운동 습관이 배어 있어서인지 매일 아침 학습지 풀기는 그리 어렵지 않았다. 그 중에 하기 싫은 문제는 '매일의 단어'였다. 수학 문제는 재미있게 풀 수 있는 것으로 봐서 나는 확실히 이과형인 것 같다. 다양한 문제를 풀면서 한문제 한문제 얼마나 신경써서 만들었는지 그 정성이 느껴졌다.

이 책을 풀기 시작한 지가 3개월 밖에 안 됐지만 내 스스로 많이 달라졌음을 느낀다. 우선 자신감이 많이 향상되었다. 이 책에서 국어나 수학적인 문제만을 다루는 것이 아니고 삶 전체를 조망해 보도록 도와주기 때문이 아닌가 싶다. 인생의 본질에 대해 생각하도록 유도하기도 하고 장단기 목표를 세우도록 하기 때문인 것 같다.

언어 순발력도 좋아졌다. 단어가 얼른 생각나지 않아 답답한 경우가 많았는데 지금은 많이 좋아졌다. 또 사고력이 많이 향상된 것 같다. 사실은 10여년 전부터 참선, 명상에 관심을 갖고서부터 책 읽는 것, 머리 쓰는 것을 피해왔었다. 그러나 이번에 머리쓰는 문제들을 풀면서 학생시절로 되돌아간 느낌이었다.

이 책을 하면서 주계획을 세우고 계획을 실행한 후에는 다시 떠올려보면서 자연스럽게 지난 일들을 반성하였고, 책 중간중간에 실려있는 뇌를 위한 정보등을 읽으며 새롭게 주의를 환기하였고, 매주 진인사대천명을 체크하면서 내가 목표 세운 것을 꾸준히 실천할 수 있었다.

뇌미인 트레이닝을 하면서 새로 시작한 것이 영어와 자전거타기다. 영어는 해야지 해야지 하면서도 시작을 하지 못하고 있었는데 이 책을 읽고 자극을 받아 공부를 시작하여 이제는 영어책 한권을 거의 다 외웠다. 앞으로도 골프, 한자, 한글 자격증, 악기연주도 새롭게 도전해볼 생각이다. 이렇게 꿈과 목표를 가지고 하나하나씩 계획을 세우고 실천을 하다보면 은퇴 후에도 너무나 바빠서 치매걸릴 새가 없을 것 같다. 어제는 출판사에서 전화가 왔다. 공부한 책에 수기를 써서 보내주면 좋겠다고 했다. 조금 망설여졌지만 내가 받은 혜택의 만분의 일이라도 보탬이 되었으면 하는 마음에 써서 보내기로 했다.

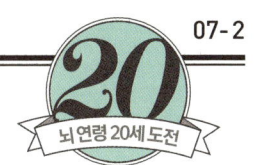

# 규칙 찾아 숫자 기억하기

표 안의 가로와 세로에 일정한 규칙이 있습니다. 어떤 규칙이 있을까요?
규칙을 가능한 많이 찾아 적어 보고, 숫자들을 기억해 보세요.

왼쪽 숫자판을 종이로 가리고, 앞에서 찾았던 규칙을 바탕으로 숫자들을 머릿속으로 떠올려 보세요. 기억한 숫자 중에 홀수를 모두 찾아 가장 작은 숫자부터 순서대로 네모 안에 적어 보세요.

| 84 | 65 | 46 | 27 |
| --- | --- | --- | --- |
| 81 | 61 | 41 | 21 |
| 78 | 57 | 36 | 15 |
| 75 | 53 | 31 | 9 |

규칙 1. _____
규칙 2. _____
규칙 3. _____
규칙 4. _____

규칙 5. _____
규칙 6. _____
규칙 7. _____
규칙 8. _____

---

**매일의 단어 문제** | 다음 제시된 초성을 보고 명절과 국경일 및 기념일을 맞혀 보세요.

〈예시〉 추ㅅ → 추석

1. ㅅ복ㅇ
2. ㅇㄹㅇㄴ
3. ㅅㅇㅈ
4. ㅅ날
5. ㅈㅇㄷㅂㄹ

6. ㄱㅊㅈ
7. ㄷ오
8. 칠ㅅ
9. ㅅ진ㄴ
10. ㄱㅂㅈ

# 나덕렬 교수의 뇌미인 이야기

수요일

### 동기센터를 활성화하는 선(先)공부 후(後)놀이 규칙

젊은 남자 대학생이 술을 마시고 머리를 다쳐 의식을 잃었다. 전두엽쪽에 출혈이 있었고, 수술 후 다행히 깨어났으나 성격이 바뀌었다. 부지런하고 말을 잘 하던 사람이 밥 먹는 시간 외에는 누워서 잠을 자거나 TV를 보는 등 아무것도 하지 않으려 하고, 말수가 줄었으며 말을 시켜도 짤막하게 대답하는 사람이 되어 버린 것이다. 뇌 촬영 결과 전두엽의 동기센터에 손상이 있었다. 동기센터는 자동차에 비유하면 엔진과 같은 역할을 하는데, 엔진이 망가져 뇌에 시동이 걸리지 않자 카우치 포테이토(couch potato, 소파에 앉아서 TV보면서 시간 보내는 사람)로 전락한 것이다.

우리는 환자와 반대 방향으로 가야 한다. 그렇다면 정상인들의 동기센터를 활성화시킬 방법으로 무엇이 있을까? 가장 중요한 것은 첫째, 자기가 하려는 일이 돈과 명예에 상관없이 재미있고 즐거워야 한다는 것이다. 시간만 나면 자기도 모르게 하려고 하거나 생각하면 가슴이 두근거리는 일을 찾아야 한다. 수학머리를 가지고 태어나면 저절로 수에 끌리게 되고, 운동머리를 가지고 태어난 사람은 저절로 운동을 하는 것을 보지 않는가! 자기에게 끌리는 것을 찾아야 한다. 물론 한번 끌리는 것이 평생 직업으로 연결된다고 생각하면 과욕이다. 일련의 끌리는 것을 추구하다 보면 저절로 제 길을 가게 된다. 부모가 아이와 함께 '끌리는 것'을 찾지 못하고 부모의 생각대로 끌고 가면 결국 아이는 인생의 여정을 돌아서 가거나 헤매게 된다.

둘째, 선(先)공부 후(後)놀이 규칙을 사용해야 한다. 사람들에게 '재미있는 것', '끌리는 것'이 무엇인지 물어 보면 생각보다 많은 사람들이 잘 모르겠다고 대답한다. 아니면 머리를 긁적이며 '끌리는 것'이 고귀한 것이 아니라 그냥 놀고 먹는 것이라고 난감해한다. 그러나 전혀 난감해 할 일이 아니다. 사실 우리 모두는 재미있게 놀고 먹기 위해 태어났다고 해도 과언이 아니다. 이것을 이용하면 된다. 즉, 재미있게 놀고 먹는 계획을 세우되, 그 전에 하기 싫은 일이나 공부를 해치우는 것이다. 이것이 바로 선공부 후놀이 규칙이다. 보통 아빠는 아이들에게 갑자기 내일 놀이공원에 가자고 선언하지만 현명한 아빠는 놀이공원 계획을 1-2주 전에 공표한다. 그리고 그 전에 "너는 이것을 해치우고, 나는 이것을 해치우고 가자"라고 얘기를 한다. 물론 노는 계획에 대한 약속은 반드시 지켜야 하고, 해치워야 하는 일의 분량은 적을수록 좋다. 그러나 이런 과정이 반복되면 전두엽의 동기센터가 활성화되면서 나중에는 공부 조차도 즐겁게 할 수 있게 된다.

이제 일상생활에서 선공부 후놀이 규칙을 잘 활용해 보자. 예를 들어 주말에 재미있는 계획을 세우고 주중에 하기 싫은 일을 해치우거나, 여러 가지 일 중 가장 좋아하는 것을 나중에 하는 습관을 들여서 전두엽의 동기센터를 활성화하자. 그렇지 않으면 동기센터가 쇠퇴하면서 앞서 소개한 환자처럼 소파에서 TV만 보는 사람이 되기 쉽다.

시공간 능력

# 위에서 본 모양

왼쪽에 블록들이 쌓여 있습니다. 블록들을 위에서 내려다봤을 때 어떻게 보일지 생각해 보고, 오른쪽 빈칸에 그 모양대로 색칠해 보세요.

예시)

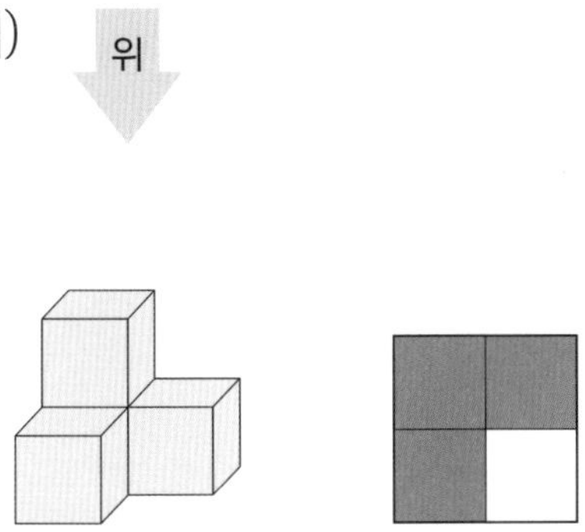


문제 1

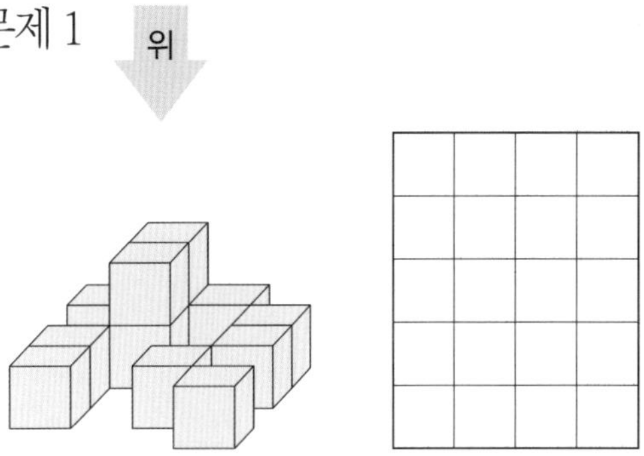


문제 2

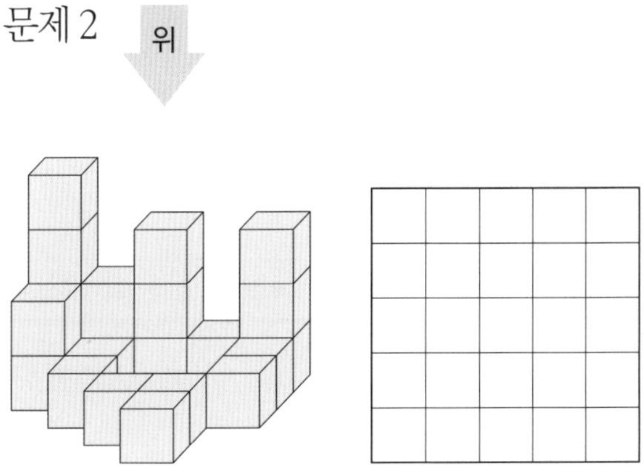


문제 3

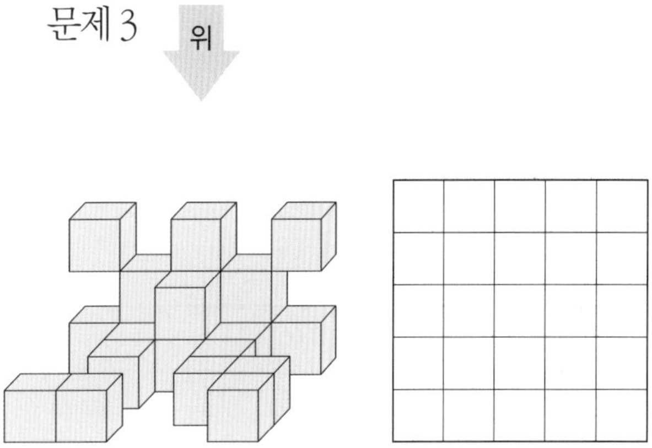


**매일의 단어 문제** | 두 글자씩 짝을 지어 단어를 만들어 보세요. (글자는 중복해서 사용해도 됩니다)

| | | | | |
|---|---|---|---|---|
| 친 | 치 | | 달 | |
| 실 | | 성 | | |
| | | 원 | | 매 |
| 병 | 행 | | | |
| | 공 | 수 | | 척 |

친척

목요일

# 유럽 국가 수도 익히기 2

유럽 국가별 수도를 알아봅시다.

수도 이름을 보고 어느 나라의 수도인지 적고, 지도에서 각 나라를 찾아 표 안에 정해진 색깔로 색칠해 보세요.
예) 보기와 같이 로마는 '이탈리아'의 수도이므로, 지도 위에서 이탈리아를 찾아 빨간색으로 색칠하면 됩니다.

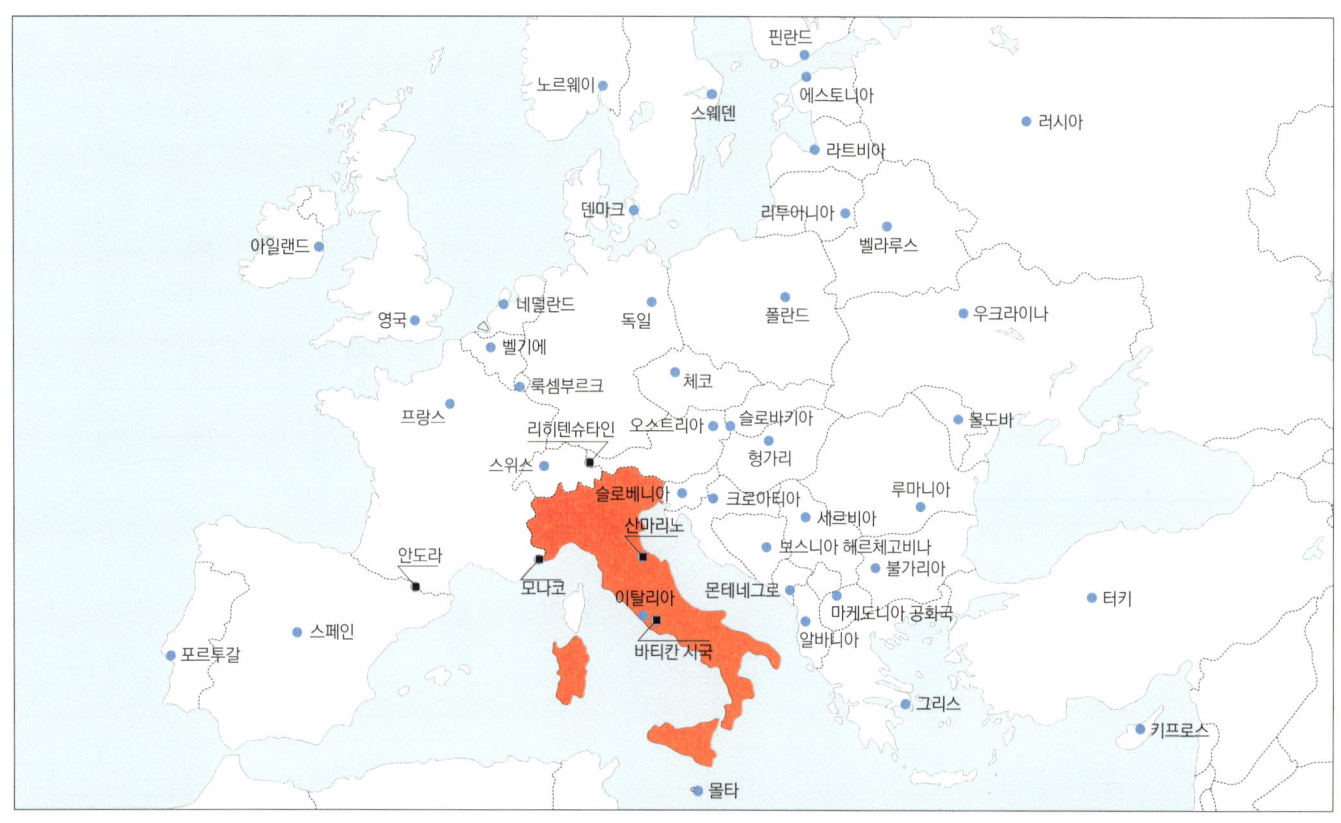

● 표시는 각 나라의 수도의 위치 입니다.

|  | 나라 이름 | 수도 이름 | 색상 |
|---|---|---|---|
| 예시 | 이탈리아 | 로마 | 빨간색 |
| 1 |  | 프라하 | 주황색 |
| 2 |  | 자그레브 | 노란색 |
| 3 |  | 앙카라 | 초록색 |
| 4 |  | 파리 | 파란색 |

|  | 나라 이름 | 수도 이름 | 색상 |
|---|---|---|---|
| 5 |  | 부다페스트 | 보라색 |
| 6 |  | 소피아 | 연두색 |
| 7 |  | 키예프 | 하늘색 |
| 8 |  | 리스본 | 분홍색 |
| 9 |  | 바르샤바 | 갈색 |

### 지난주 복습 문제 | 유럽 국가 명을 보고 각국의 수도 이름을 맞혀 보세요.

1. 영국 : ㄹㄷ ➡
2. 그리스 : ㅇㅌㄴ ➡
3. 스웨덴 : ㅅㅌㅎㄹ ➡
4. 오스트리아 : ㅂ ➡
5. 스페인 : ㅁㄷㄹㄷ ➡

6. 벨기에 : ㅂㄹㅅ ➡
7. 덴마크 : ㅋㅍㅎㄱ ➡
8. 독일 : ㅂㄹㄹ ➡
9. 슬로베니아 : ㄹㅂㄹㄴ ➡
10. 아일랜드 : ㄷㅂㄹ ➡

# 암호 계산

아래 표와 같이 모양마다 숫자가 정해져 있습니다. 모양마다 정해진 숫자를 대입하여 계산해 보세요.
두 개의 모양이 연달아 붙어 있으면 두 자리 숫자, 세 개의 모양이 연달아 붙어 있으면 세 자리 숫자가 됩니다.

| ■ | ▤ | ▥ | ▦ | ▨ | ▩ | ◇ | ◆ | Π | Ш |
|---|---|---|---|---|---|---|---|---|---|
| 0 | 1 | 2 | 3 | 4 | 5 | 6 | 7 | 8 | 9 |

예시) ( ▩ + ▦ ) × ■ =        ◇▥Π - ▤◆ =
     ( 5 + 3 ) × 0 = 0       628 - 17 = 611

1. ◇▨ + ▤▨ + Ш■ =

2. ◆▦ - ▥Π + ▨▩ =

3. ( ▦◇■ ÷ ▤Π ) × ▨◇ =

4. ( ▩ Π ÷ ▥ ) × ▤ Ш =

5. ▨▨ - ▦▦ - ▤▦▦ =

6. ◆Ш + Π■ + ◇◆ =

7. ( ▥▨◇ ÷ ◇ ) × Π =

8. ▤▤■ - Ш▨ + ▥◆ =

9. ▦▦ × ▨ × ▤▤ =

10. ▨◇ - ◆ + ▨▥ + Π =

11. ШШ - Π - ◆ + ◇▤ =

12. ▥▥ + ▨▩ + ◆▦ - ШШ =

## 매일의 단어 문제 | 다음의 초성으로 만들 수 있는 단어를 20개 이상 적어 보세요.

[ ㅇ ㅅ ] 역사,

금요일

# 일주일 정리

이번 한 주 내가 한 일들을 떠올려 보세요. 기억력 향상에 많은 도움이 됩니다.

월 : ....................................................................................................................
화 : ....................................................................................................................
수 : ....................................................................................................................
목 : ....................................................................................................................
금 : ....................................................................................................................

이번 주 만난 사람 :

....................................................................................................................
....................................................................................................................
....................................................................................................................
....................................................................................................................
....................................................................................................................

## 나의 긍정 점수

지난 한 주 만난 사람, 주위 사람들을 떠올리고 한 사람씩 평가해 보세요.
그 평가가 바로 당신의 긍정 정도를 말해 줍니다.

대상 |

점수 |
(100점 만점)

# 도형 추론

도형을 잘 보고 빈칸에 들어갈 알맞은 것을 아래 보기에서 찾아 보세요.

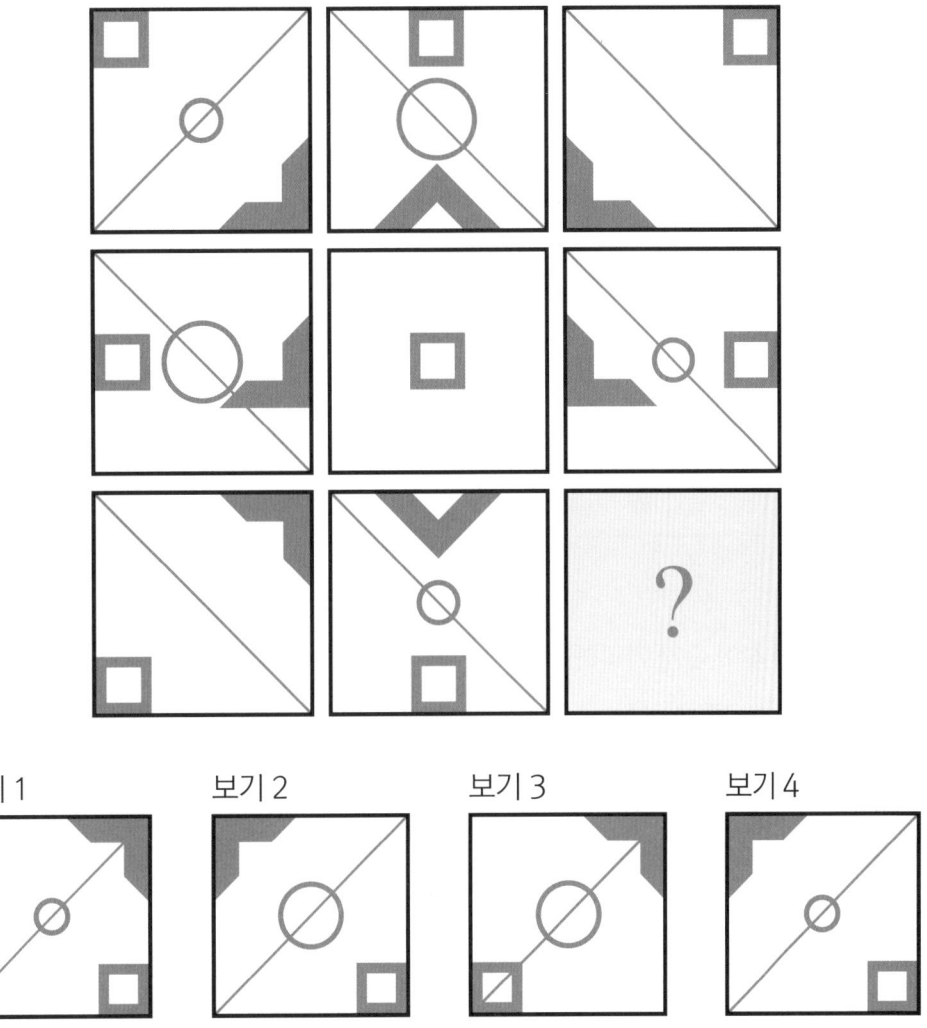

| **매일의 단어 문제** | 다음 제시된 초성을 보고 명절과 국경일 및 기념일을 맞혀 보세요. |

〈예시〉 추 ㅅ → 추석

1. ㅎㅊㅇ
2. ㅎㄱㄴ
3. ㅈㅎㅈ
4. ㅇㅂ이ㄴ
5. ㅅㅅ의ㄴ

6. ㄱㄱ의ㄴ
7. ㄱㄹㅈ의ㄴ
8. ㄴㅇ의ㄴ
9. ㄷㅎ민ㄱ ㅇㅅㅈㅂ ㅅㄹㄱ념ㅇ
10. 6.10 ㅁㅈ항ㅈㄱㄴ일

# [정답]

7주

### 07-1 [ 주의집중력 _ 같은 모양 찾기 ]

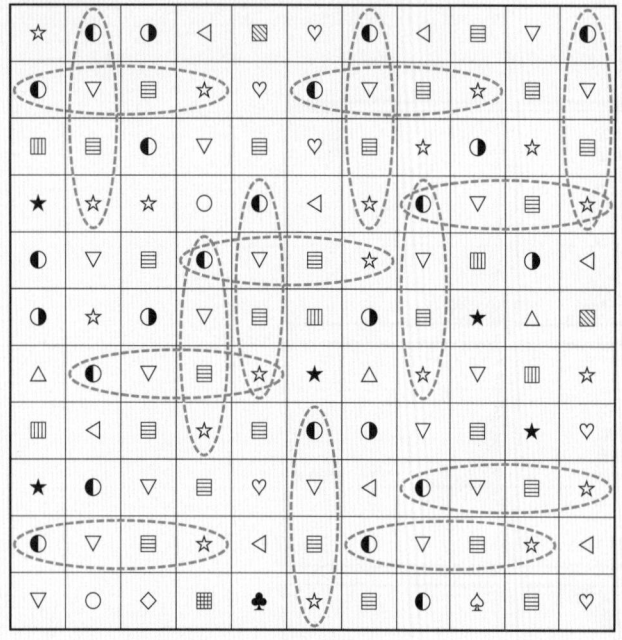

### [ 매일의 단어 문제 ]

악기, 안개, 안경, 안구, 앙금, 애교, 애국, 야간, 야경, 야구, 약간, 약관, 약국, 양궁, 얘기, 어감, 언급, 얼굴, 업계, 여가, 여객, 여건, 여과, 여관, 여군, 여권, 연간, 연결, 연고, 연관, 연구, 연금, 연기, 열기, 영감, 영광, 예감, 예금, 오기, 옷감, 옷깃, 왕국, 왕권, 왜곡, 외가, 외계, 외교, 외국, 요강, 요건, 요구, 요금, 요기, 욕구, 용건, 용기, 원가, 원격, 원고, 월경, 월급, 위기, 유감, 유괴, 유교, 유기, 육교, 육군, 윤곽, 윤기, 응급, 의견, 의경, 인가, 인간, 인격, 인공, 인과, 인구, 인권, 인근, 인기, 일가, 일과, 임금, 임기, 입가, 입구, 입국, 입금, 입김 등 기타 다른 단어도 있습니다.

### 07-2 [ 기억력 _ 규칙 찾아 숫자 기억하기 ]

- 규칙1. 1열 아래로 갈수록 3씩 작아짐
- 규칙2. 2열 아래로 갈수록 4씩 작아짐
- 규칙3. 3열 아래로 갈수록 5씩 작아짐
- 규칙4. 4열 아래로 갈수록 6씩 작아짐
- 규칙5. 1행 오른쪽으로 갈수록 19씩 작아짐
- 규칙6. 2행 오른쪽으로 갈수록 20씩 작아짐
- 규칙7. 3행 오른쪽으로 갈수록 21씩 작아짐
- 규칙8. 4행 오른쪽으로 갈수록 22씩 작아짐

[ 홀수 중 작은 순서 ]
9-15-21-27-31-41-53-57-61-65-75-81

### [ 매일의 단어 문제 ]

1. 식목일(4월 5일)
2. 어린이날(5월 5일)
3. 삼일절(3월 1일)
4. 설날(음력 1월 1일)
5. 정월대보름(음력 1월 15일)
6. 개천절(10월 3일)
7. 단오(음력 5월 5일)
8. 칠석(음력 7월 7일)
9. 삼짇날(음력 3월 3일)
10. 광복절(8월 15일)

### 07-3 [ 시공간 능력 _ 위에서 본 모양 ]

문제 1 위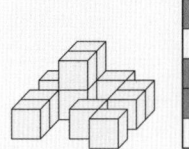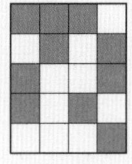

문제 2 위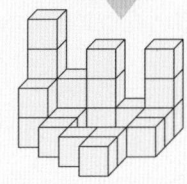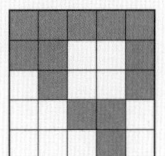

문제 3 위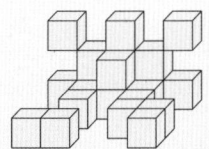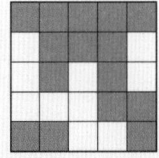

[ 매일의 단어 문제 ]

공병, 공수, 달성, 매수, 매실, 병행, 병실, 병원, 병치, 성공, 성병, 성원, 성행, 수달, 수성, 수원, 수척, 수치, 수행, 실성, 실수, 실행, 원성, 원수, 원척, 척수, 치매, 치성, 치수, 치실, 치행, 친공, 친수, 친척, 행성, 행실 등 기타 다른 단어도 있습니다.

---

### 07-4 [ 계산력 _ 암호 계산 ]

1. 64 + 15 + 90 = 169
2. 73 − 28 + 45 = 90
3. (360 ÷ 18) × 46 = 920
4. (58 ÷ 2) × 19 = 551
5. 444 − 33 − 133 = 278
6. 79 + 80 + 67 = 226
7. (246 ÷ 6) × 8 = 328
8. 110 − 94 + 27 = 43
9. 33 × 5 × 11 = 1815
10. 56 − 7 + 42 + 8 = 99
11. 99 − 8 − 7 + 61 = 145
12. 22 + 45 + 73 − 99 = 41

[ 매일의 단어 문제 ]

악수, 암석, 암시, 액수, 약속, 약수, 양상, 양손, 양식, 양심, 업소, 여성, 역설, 연산, 연설, 연세, 연속, 연습, 열쇠, 엽서, 영상, 예산, 예상, 예선, 예술, 예습, 옥상, 완성, 왼손, 요소, 욕설, 욕실, 욕심, 용서, 우승, 운세, 원서, 원수, 원시, 월세, 위상, 위성, 유산, 육상, 육수, 음성, 음식, 의사, 의상, 의식, 의심, 이사, 이상, 이성, 인사, 인삼, 인상, 인생, 인쇄, 인수, 인식, 인심, 일상, 일생, 일손, 일식, 임상, 임시, 임신, 입사, 입술, 입시 등 기타 다른 단어도 있습니다.

---

### 07-5 [ 전두엽 기능 _ 도형 추론 ]

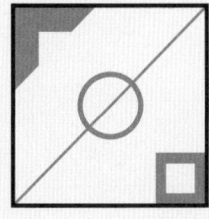

보기 2 : 총 9개 박스 중에, 가운데 박스를 중심으로 왼쪽과 오른쪽, 위와 아래, 대각선 방향 박스 안의 도형이 대칭을 이룹니다. 다만, 사선과 동그라미는 대칭에서 제외됩니다.

박스 안에 사선은 전체 그림에서 직사각형 모양으로 연결되고, 사선 위에 있는 원은 시계방향으로 크기가 작아졌다 커졌다를 반복합니다. 따라서 물음표 안에 들어갈 모양은 보기 2번입니다.

[ 매일의 단어 문제 ]

1. 현충일(6월 6일)
2. 한글날(10월 9일)
3. 제헌절(7월 17일)
4. 어버이날(5월 8일)
5. 스승의 날(5월 15일)
6. 국군의 날(10월 1일)
7. 근로자의 날(5월 1일)
8. 노인의 날(10월 2일)
9. 대한민국 임시정부 수립기념일(4월 13일)
10. 6.10 민주항쟁기념일(6월 10일)

7주  [96페이지 - 유럽 문제 정답]

## [ 유럽 국가 수도 익히기 2 ]

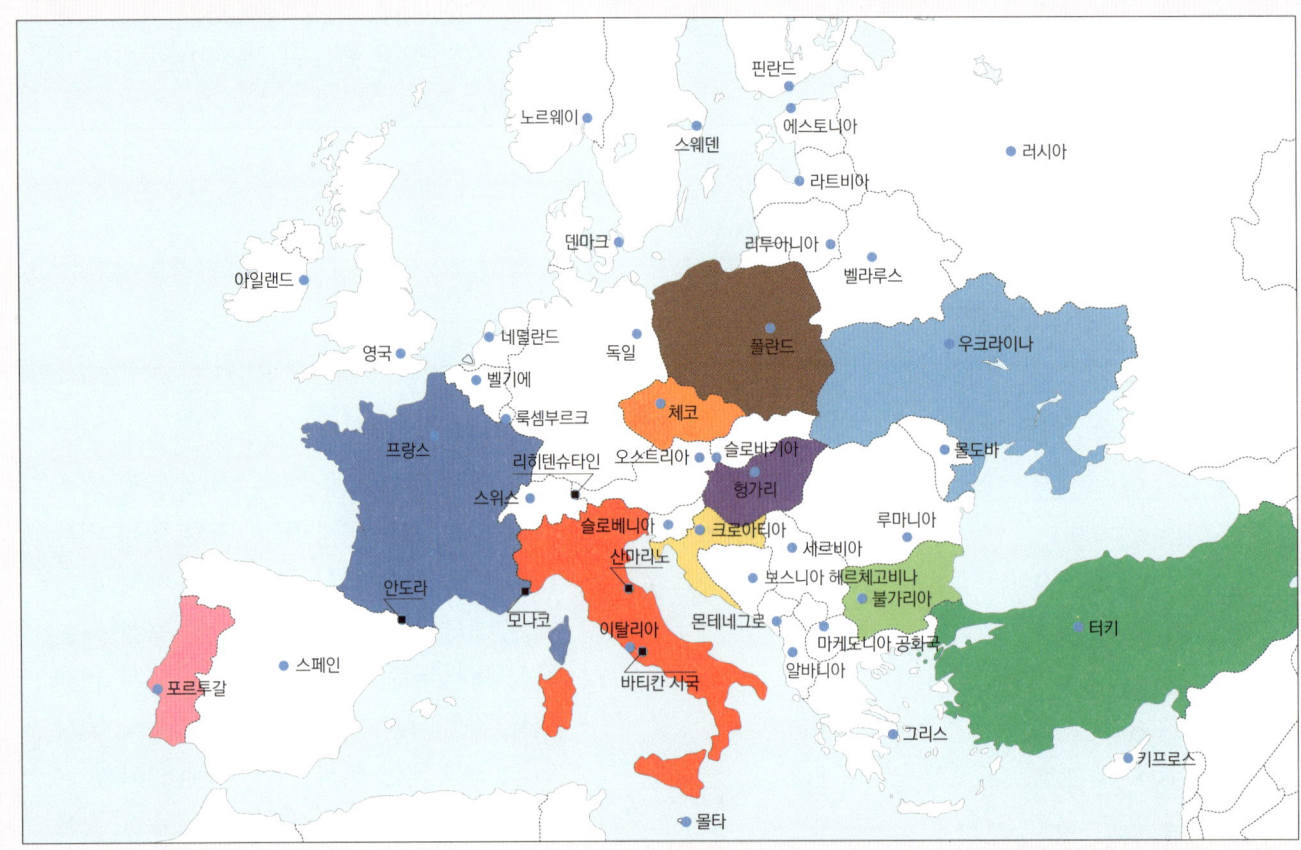

● 표시는 각 나라의 수도의 위치 입니다.

|    | 나라 이름 | 수도 이름 | 색상 |
|----|---------|---------|------|
| 예시 | 이탈리아 | 로마 | 빨간색 |
| 1 | 체코 | 프라하 | 주황색 |
| 2 | 크로아티아 | 자그레브 | 노란색 |
| 3 | 터키 | 앙카라 | 초록색 |
| 4 | 프랑스 | 파리 | 파란색 |

|    | 나라 이름 | 수도 이름 | 색상 |
|----|---------|---------|------|
| 5 | 헝가리 | 부다페스트 | 보라색 |
| 6 | 불가리아 | 소피아 | 연두색 |
| 7 | 우크라이나 | 키예프 | 하늘색 |
| 8 | 포르투갈 | 리스본 | 분홍색 |
| 9 | 폴란드 | 바르샤바 | 갈색 |

## [ 지난주 복습 문제 _ 유럽 국가별 수도이름 ]

1. 영국 : ㄹㄷ ➡ 런던
2. 그리스 : ㅇㅌㄴ ➡ 아테네
3. 스웨덴 : ㅅㅌㅎㄹ ➡ 스톡홀름
4. 오스트리아 : ㅂ ➡ 빈
5. 스페인 : ㅁㄷㄹㄷ ➡ 마드리드
6. 벨기에 : ㅂㄹㅅ ➡ 브뤼셀
7. 덴마크 : ㅋㅍㅎㄱ ➡ 코펜하겐
8. 독일 : ㅂㄹㄹ ➡ 베를린
9. 슬로베니아 : ㄹㅂㄹㄴ ➡ 류블랴나
10. 아일랜드 : ㄷㅂㄹ ➡ 더블린

월요일

# 일주일 계획

이번 일주일을 생각하며 해야 할 일들을 정리해 보세요.

꼭 해야 할 일들 :

월 :

화 :

수 :

목 :

금 :

중요한 약속 / 만날 사람 :

재미난 계획 :

# 머릿속 한글 세상

속담의 앞부분과 뒷부분이 제시되어 있습니다. 속담의 전체를 머릿속으로 떠올리고, 글자 안에 동그라미 모양이 몇 개 있는지 찾아 보세요.
가능한 속담을 종이에 적지 말고 머릿속으로 생각해 보세요

예시) 아니 땐 ＿＿＿＿＿＿＿＿＿ 날까 ➔ ( 3 개)

**아니 땐 굴뚝에 연기 날까**

문제 1. **얌전한** ＿＿＿＿＿＿＿＿＿ 간다 ➔ (   개)

문제 2. **열 번 찍어** ＿＿＿＿＿＿＿＿＿ 없다 ➔ (   개)

문제 3. **오르지** ＿＿＿＿＿＿＿＿＿ 말아라 ➔ (   개)

문제 4. **콩 심은** ＿＿＿＿＿＿＿＿＿ 난다 ➔ (   개)

문제 5. **종로에서** ＿＿＿＿＿＿＿＿＿ 흘긴다 ➔ (   개)

---

**매일의 단어 문제** | 다음의 초성으로 만들 수 있는 단어를 20개 이상 적어 보세요.

[ ㅇ ㄷ ] 용돈,

화요일

# 컬러링 활동

그림의 선을 따라 그려보고 다양한 색상으로 색칠해 보세요.

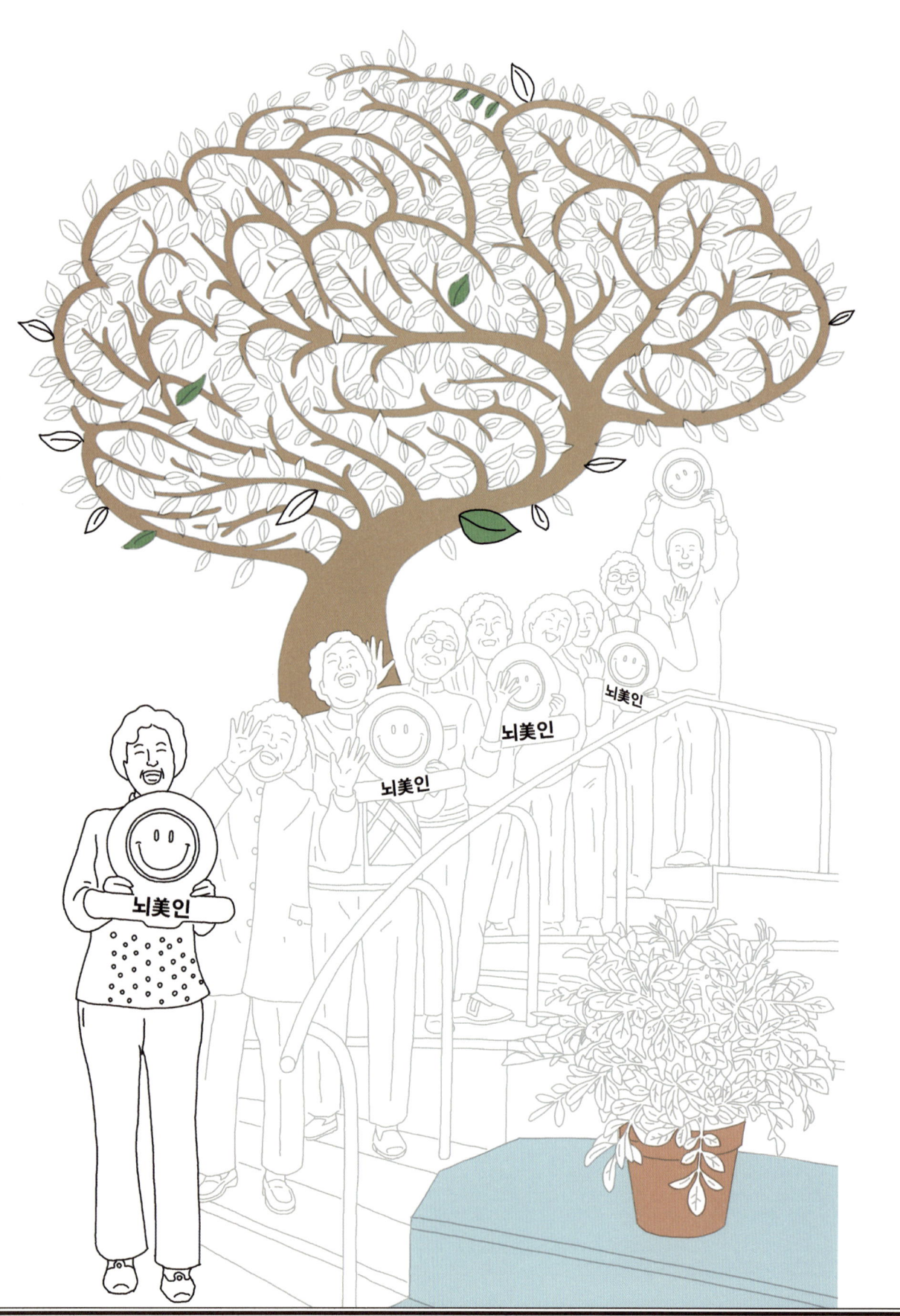

# 이번 달의 중요한 일정 기억하기

아래 표 안에 색깔 칸마다 숫자를 기입하여 이번 달 달력을 만들어 보세요.
이번 달의 중요한 일정을 기억하여 해당 날짜 밑에 적어 보세요.

1. 가족 생일이 있다면 며칠이고, 누구의 생일인가요?
2. 정기적인 가족, 친구 모임은 언제인가요?
3. 운동은 일주일에 몇 번, 무슨 요일에 하나요?
4. 노래, 댄스, 악기, 인지훈련 등 정기적으로 하는 활동은 무슨 요일에 하나요?
5. 주말에 있었던 기억에 남는 행사를 적어 보세요.

　　　　　년　　　　월

| 일 | 월 | 화 | 수 | 목 | 금 | 토 |
|---|---|---|---|---|---|---|
|  |  |  |  |  |  |  |
|  |  |  |  |  |  |  |
|  |  |  |  |  |  |  |
|  |  |  |  |  |  |  |
|  |  |  |  |  |  |  |

### 매일의 단어 문제 | 다음 제시된 초성을 보고 속담을 맞혀 보세요.

〈예시〉 ㄴㅋ ㄱ ㅅ자 → 내 코가 석자

1. ㄱㄴ날 ㅇ 장ㄴ
2. ㄱㄴㅁㅇ 고 ㅇㅇ ㅇ는 ㅁㅇ 곱ㄷ
3. ㄱㄹㅂㅇ 옷 ㅈㄴ ㅈ ㅁㄹㄷ
4. ㄱㄱㄹ ㅇㅊㅇ ㅈ 생ㄱ 못ㅎ다
5. ㄱㅅ이 ㅅ말ㅇㄹ도 ㄲㅇㅇ ㅂㅂ

## 나덕렬 교수의 뇌미인 이야기

수요일

### TV보다는 말하기와 글쓰기를…

전두엽만 주로 선택적으로 위축되는 치매를 전두엽치매라고 한다. 이들 환자들의 특징중 하나는 TV를 지나치게 본다는 것이다. 어느 전두엽치매 환자 중에는 내버려두면 하루에 19시간 동안 TV를 보는 사람이 있었다. 하도 신기하여 우리팀은 이런 현상에 대해 외국 학술지에 보고한 적이 있다. 전두엽이 손상되면 왜 이리 TV를 많이 보게 되는 것일까? 아이들도 TV에서 눈길을 떼지 못하는 것을 보면 전두엽이 덜 발달되어 생기는 현상임에 틀림이 없다.

뒤쪽뇌는 시각, 청각, 촉각같은 감각을 인식하고, 저장하는 역할을 한다. 뒤쪽뇌는 비디오카메라에 비유될 수 있다. 카메라 렌즈를 통해 시각 정보가 들어오고, 마이크를 통하여 청각 정보가 들어온 것을 비디오테이프에 저장하는 것과 비슷하다. 이에 비해 전두엽은 영화 감독이나 드라마 PD에 비유할 수 있다. 과거 비디오카메라를 통해 촬영한 장면을 재생해보고, 내가 만들고 싶은 드라마 주제에 맞추어 장면을 취사선택하고 순서를 재배열해 한 편의 드라마를 만드는 것과 유사하다.

환자 얘기로 돌아가서, 전두엽이 상했으므로 앞쪽 뇌의 감독은 죽고, 뒤쪽뇌의 비디오카메라만 남은 상태가 되었다. 따라서 시각 정보를 받아들이는 일만 잘하게 되어 계속 TV를 보게 되는 것이다. 아이들은 앞쪽 뇌와 뒤쪽 뇌 중 아직까지는 뒤쪽뇌의 기능이 상대적으로 강하기 때문에 TV나 번쩍거리는 화면, 뭔가 신기한 물건 등에서 눈길을 떼지 못한다. 이를 통해서 세상을 탐색하게 만들어져 있는 것이다.

보통의 직장인들이 퇴근 이후 집에서 가장 많이 하는 게 무엇일까? 바로 TV 시청일 것이다. 우리가 TV를 볼 수 있는 것은 축복이고 큰 즐거움이요, 휴식이다. 또한 독거 노인들은 TV에서 큰 위안을 받는다. 그러나 문제는, TV를 별생각 없이 보는 것이다. 스포츠, 드라마, 오락 프로그램 같은 것을 몇시간씩 보는 것은 앞쪽 뇌의 활동없이 뒤쪽 뇌만 자극한다.

이에 비해 말하기와 쓰기는 앞쪽뇌를 향상시킨다. 가령, 커피숍에서 친구들과 꿈과 목표에 대해 얘기하거나, 두 사람이 걸으면서 독서한 내용을 서로 얘기하는 것은 고급 두뇌활동이다. 글쓰기 경우, 아침에 오늘 하루를 어떻게 살겠다는 결심을 써보거나, "나는 누구이고 무엇을 하려고 하는가?"라고 쓰다보면 당신의 전두엽은 반드시 답변을 해준다. 동시에 앞쪽, 뒤쪽뇌를 모두 향상시킨다. 사장단의 변화가 회사 전체를 변화시키는 이치와 비슷하게 뇌 전체가 자극될 수밖에 없다. TV 앞에 멍하게 있는 것과는 비교할 수 없는 고급 활동이다.

시공간 능력

# 칠교 놀이

보기에 제시된 모양이 아래 큰 그림 속에 몇 개 숨어 있는지 찾아 보세요.
그림 안에 선을 그어가면서 세어보세요.

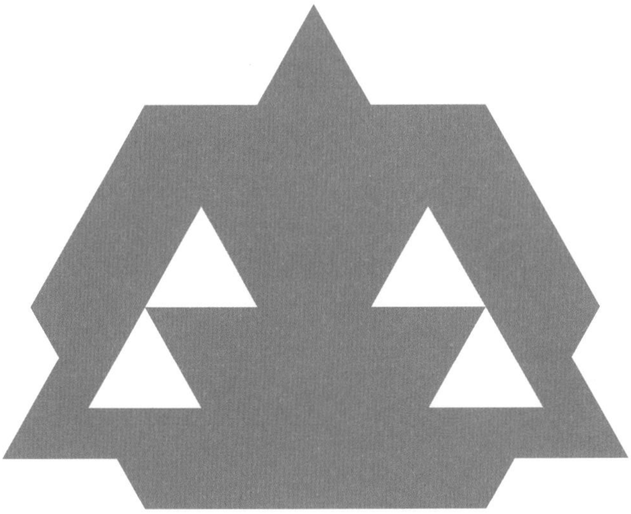

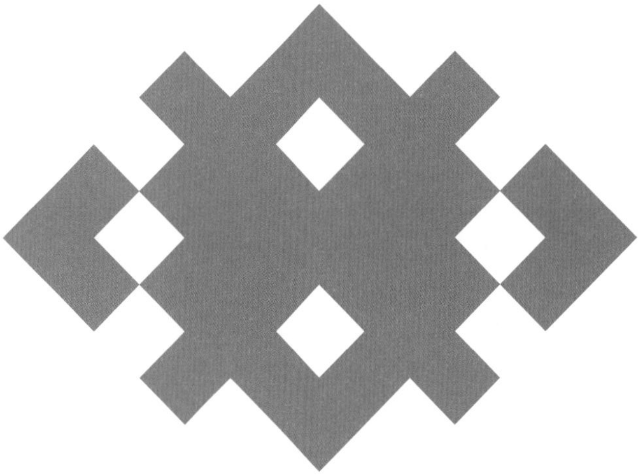

보기: ▲

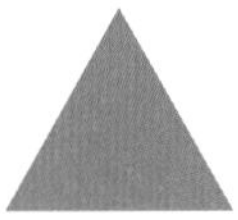

답: _____ 개

보기: ◆

답: _____ 개

---

**매일의 단어 문제** | 두 글자씩 짝을 지어 단어를 만들어 보세요. (글자는 중복해서 사용해도 됩니다)

| 당 | 곡 | 도 |
|---|---|---|
| 대 | 부 | 주 |
|   | 산 | 심 |
| 약 |   | 속 |
| 점 | 근 |   |

도심
......................................................................................
......................................................................................
......................................................................................
......................................................................................
......................................................................................

## 목요일 — 유럽연합(EU)의 회원국 찾기

유럽연합(EU)의 회원국은 총 27개입니다. 1957년 초대 회원국은 네덜란드, 서독(독일), 룩셈부르크, 벨기에, 이탈리아, 프랑스 총 여섯 국가에서 시작해서, 2013년에는 크로아티아가 회원국이 되었습니다.

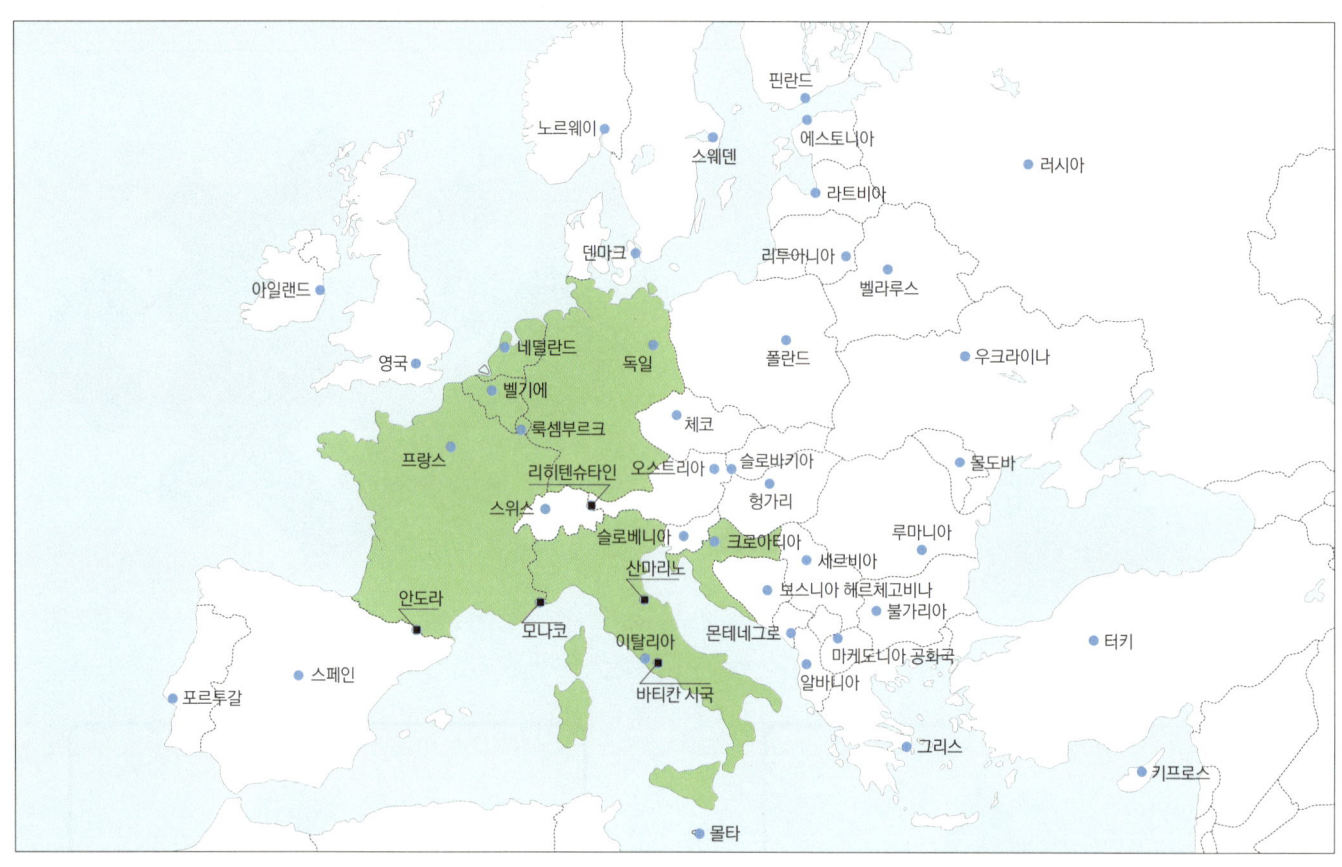

● 표시는 각 나라의 수도의 위치 입니다.

EU회원국을 예상하여 적어 보고, 지도 위에 연두색으로 색칠해 보세요.

---

### 지난주 복습 문제 | 유럽 국가 명을 보고 각국의 수도 이름을 맞혀 보세요.

1. 크로아티아 : ㅈㄱㄹㅂ ➡
2. 프랑스 : ㅍㄹ ➡
3. 터키 : ㅇㅋㄹ ➡
4. 이탈리아 : ㄹㅁ ➡
5. 불가리아 : ㅅㅍㅇ ➡
6. 폴란드 : ㅂㄹㅅㅂ ➡
7. 포르투갈 : ㄹㅅㅂ ➡
8. 헝가리 : ㅂㄷㅍㅅㅌ ➡
9. 체코 : ㅍㄹㅎ ➡
10. 우크라이나 : ㅋㅍ ➡

# 가게 계산

화장품 가게에서 아래의 상품을 모두 사려고 합니다.
계산기를 사용하지 말고 직접 계산하여 아래 문제들의 답을 적어 보세요.

| 사야 할 것 | A 가게 | B 가게 | C 가게 |
|---|---|---|---|
| 바디로션 | 33,000원 | 50,000원 | 47,000원 |
| 수분크림 | 55,900원 | 27,500원 | 38,900원 |
| 로션 | 28,500원 | 33,700원 | 35,400원 |
| 파운데이션 | 44,400원 | 45,500원 | 40,500원 |
| 립스틱 | 22,000원 | 18,000원 | 20,200원 |
| 자외선차단제 | 37,500원 | 38,000원 | 39,900원 |
| 향수 | 70,000원 | 75,000원 | 74,000원 |
| 마스카라 | 15,700원 | 10,500원 | 18,500원 |

\* 물건 가격은 실제 물가와 무관합니다.

1. 어느 화장품 가게에서 물건을 사는 게 가장 저렴할까요?

2. A 가게에서는 25,000원의 할인 상품권을 사용할 수 있고, B 가게에서는 총 금액에서 만 원당 400원씩 할인을 받을 수 있고, C 가게에서는 총 금액의 10%를 할인받을 수 있다면, 어느 가게에서 화장품을 사는 것이 가장 저렴할까요?

### 매일의 단어 문제 | 다음의 초성으로 만들 수 있는 단어를 20개 이상 적어 보세요.

[ ㅇ ㅇ ] 언어,

금요일

# 일주일 정리

이번 한 주 내가 한 일들을 떠올려 보세요. 기억력 향상에 많은 도움이 됩니다.

월:
화:
수:
목:
금:

이번 주 만난 사람:

## 나의 긍정 점수

지난 한 주 만난 사람, 주위 사람들을 떠올리고 한 사람씩 평가해 보세요.
그 평가가 바로 당신의 긍정 정도를 말해 줍니다.

대상 |

점수 |
(100점 만점)

# 동전 금액 맞추기

지갑에 10원, 50원, 100원짜리 동전들이 가득합니다. 다음의 조건에 맞춰 각 동전이 몇 개씩 필요한지 맞혀 보세요. 동전의 개수와 총 금액이 모두 맞아야 합니다. 그리고 각각의 동전은 한 개 이상씩 사용해야 합니다.

예시)  동전 9개로 430원 만들기
10원 x 3개 = 30원
50원 x 4개 = 200원
100원 x 2개 = 200원
9개 / 430원

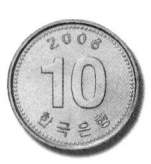 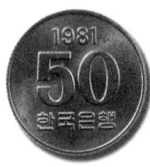 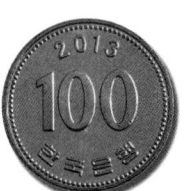

3개    4개    2개

1. 동전 14개로 560원 만들기

2. 동전 12개로 670원 만들기

3. 동전 11개로 320원 만들기

4. 동전 13개로 420원 만들기

5. 동전 12개로 600원 만들기

6. 동전 14개로 550원 만들기

## 매일의 단어 문제 | 다음 제시된 초성을 보고 속담을 맞혀 보세요.

〈예시〉 ㄴ ㅋ ㄱ ㅅ ㅈ → 내 코가 석 자

1. ㅂ ㅇ 는 ㅁ ㅇ ㅊ ㄹ 간 ㄷ

2. ㅅ ㄱ 이 ㅁ ㅇ ㅁ 배 ㄱ ㅅ ㅇ ㄹ 간 ㄷ

3. ㅅ ㅇ ㄱ ㅇ ㅇ 간 ㄱ ㅊ ㄷ

4. ㅎ ㄹ ㄱ ㅇ ㅈ ㅂ ㅁ 서 ㅇ ㅈ ㅁ 른 ㄷ

5. ㅎ ㄴ ㅇ ㅁ ㄷ ㅈ 도 ㅅ ㅇ 날 ㄱ ㅁ ㅇ ㅇ ㄷ

8주 [정답]

**08-1** [ 주의집중력 _ 머릿속 한글 세상 ]

문제 1. 얌전한 고양이가 부뚜막에 먼저 올라간다 ➡ ( 7 개)

문제 2. 열 번 찍어 안 넘어가는 나무 없다 ➡ ( 5 개)

문제 3. 오르지 못할 나무는 쳐다보지도 말아라 ➡ ( 3 개)

문제 4. 콩 심은 데 콩 나고 팥 심은 데 팥 난다 ➡ ( 4 개)

문제 5. 종로에서 뺨 맞고 한강에서 눈 흘긴다 ➡ ( 6 개)

[ 매일의 단어 문제 ]

아들, 악당, 악동, 안달, 안대, 안도, 안동, 압도, 애도, 앵두, 야단, 야당, 약도, 양도, 어둠, 언덕, 언동, 엄두, 여담, 여당, 역대, 역도, 연단, 연대, 연도, 연두, 열대, 열도, 열등, 염두, 온돌, 용도, 용돈, 우대, 운동, 웃돈, 원단, 월동, 위도, 위독, 유대, 유도, 유독, 유두, 율동, 은둔, 음대, 의대, 의도, 이달, 이동, 이득, 인도, 인두, 일당, 일대, 일등, 입단, 입담, 입대, 입덧, 입동 등 기타 다른 단어도 있습니다.

---

**08-2** [ 기억력 _ 이번 달의 중요한 일정 기억 ]

( 개인 일정에 따른 것이므로 정답은 따로 없습니다. )

[ 매일의 단어 문제 ]
1. 가는 날이 장날
2. 가는 말이 고와야 오는 말이 곱다
3. 가랑비에 옷 젖는 줄 모른다
4. 개구리 올챙이 적 생각 못한다
5. 구슬이 서 말이라도 꿰어야 보배

### 08-3 [ 시공간 능력 _ 칠교 놀이 ]

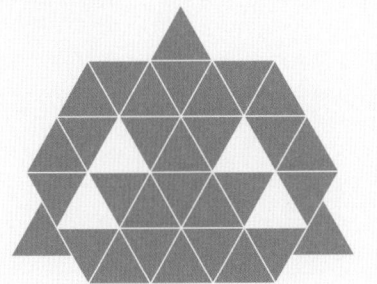

( 31 개 )

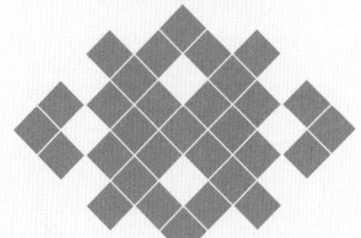

( 31 개 )

[ 매일의 단어 문제 ]

곡주, 근대, 근속, 근심, 당근, 당대, 당도, 당부, 당산, 당주, 대부, 대속, 대주, 도산, 도심, 도약, 도주, 부근, 부당, 부대, 부도, 부산, 부속, 부심, 산도, 속대, 속도, 심도, 심산, 심약, 약도, 약속, 약주, 점도, 점심, 주곡, 주당, 주도, 주부, 주심, 주점 등 기타 다른 단어도 있습니다.

---

### 08-4 [ 계산력 _ 가게 계산 ]

1. ( 답 : B 가게 )
- A가게: 307,000원
- B가게: 298,200원
- C가게: 314,400원

2. ( 답 : A 가게 )
- A가게: 307,000원-25,000원=282,000원
- B가게: 298,200원-(400원X29번=11,600원)=286,600원
- C가게: 314,400원-(314,400X0.1=31,440원)=282,960원

---

[ 매일의 단어 문제 ]

아우, 아이, 악의, 알약, 애용, 애인, 야외, 야유, 양육, 어업, 어음, 억압, 여왕, 여우, 여운, 여유, 여인, 연안, 연애, 연일, 염원, 영양, 영어, 영업, 영역, 영웅, 영원, 예약, 예외, 예우, 예의, 오염, 오이, 와인, 요약, 요양, 요인, 요일, 용액, 용어, 우애, 우연, 우위, 우유, 운영, 운용, 울음, 웃음, 원예, 원인, 위안, 위엄, 위원, 윗옷, 유아, 유입, 음악, 응용, 응원, 의외, 의욕, 의원, 의의, 이온, 이용, 이웃, 이유, 이윤, 이익, 인어, 인연, 인원, 임양, 임업, 임원, 임의, 입원, 잉어 등 기타 다른 단어도 있습니다.

---

### 08-5 [ 전두엽 기능 _ 동전 금액 맞추기 ]

|  | 10원 | 50원 | 100원 |
|---|---|---|---|
| 14개(560원) | 6개(60원) | 6개(300원) | 2개(200원) |
| 12개(670원) | 2개(20원) | 7개(350원) | 3개(300원) |
| 11개(320원) | 7개(70원) | 3개(150원) | 1개(100원) |
| 13개(420원) | 7개(70원) | 5개(250원) | 1개(100원) |
| 12개(600원) | 5개(50원) | 3개(150원) | 4개(400원) |
| 14개(550원) | 5개(50원) | 8개(400원) | 1개(100원) |

[ 매일의 단어 문제 ]

1. 발 없는 말이 천 리 간다
2. 사공이 많으면 배가 산으로 간다
3. 소 잃고 외양간 고친다
4. 하룻강아지 범 무서운 줄 모른다
5. 하늘이 무너져도 솟아날 구멍이 있다

8주 **[ 110페이지 - 유럽 문제 정답 ]**

**[ 유럽연합(EU)의 회원국 찾기 ]**

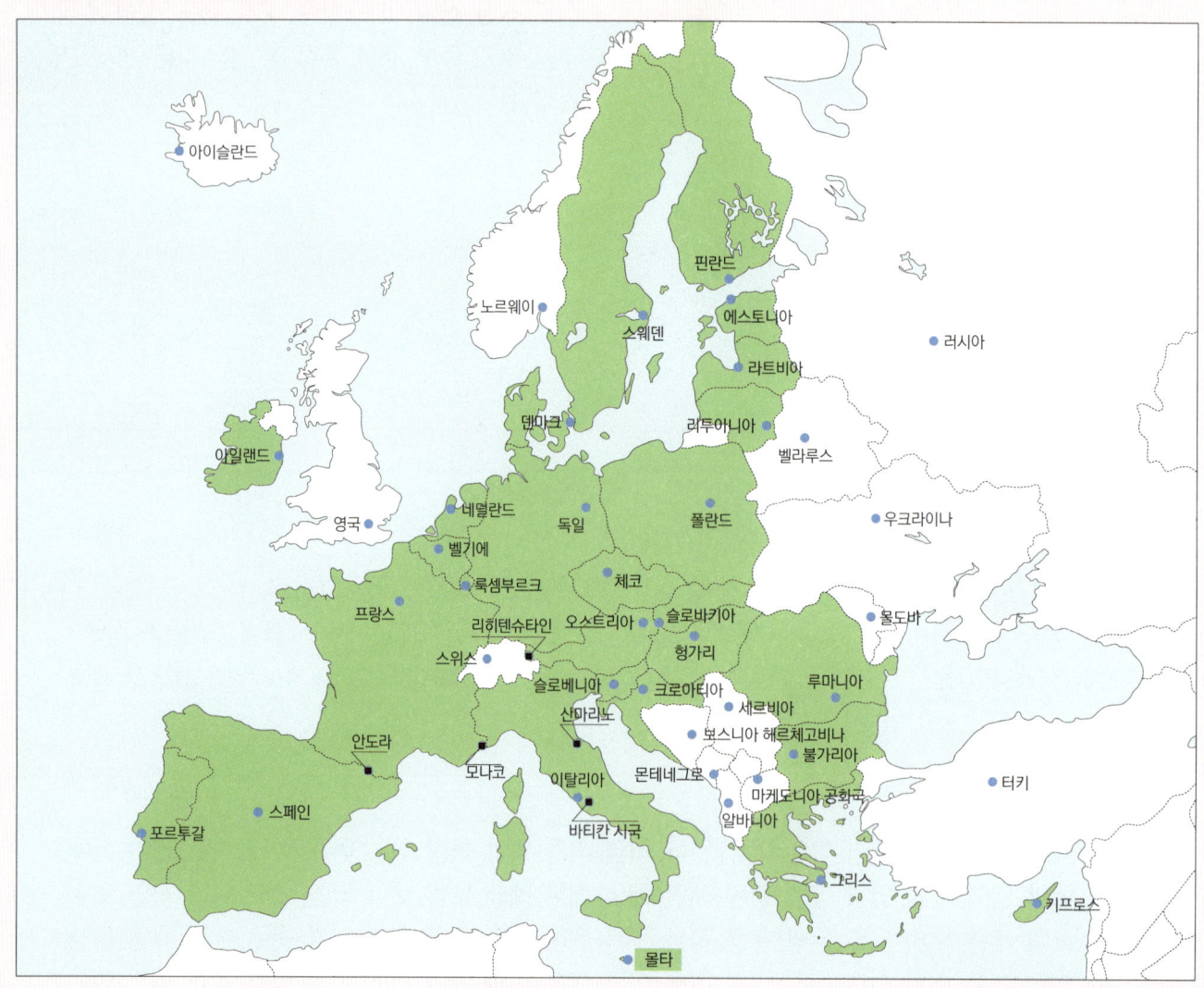

● 표시는 각 나라의 수도의 위치 입니다.

### EU 회원국

오스트리아, 벨기에, 체코, 키프로스, 덴마크, 에스토니아, 핀란드, 프랑스, 독일, 그리스, 헝가리, 아일랜드, 이탈리아, 라트비아, 리투아니아, 룩셈부르크, 몰타, 네덜란드, 폴란드, 포르투갈, 슬로바키아, 슬로베니아, 스페인, 스웨덴, 불가리아, 루마니아, 크로아티아

*2016년 6월 영국 EU 회원국 탈퇴

**[ 지난주 복습 문제 _ 유럽 국가별 수도이름 ]**

| | |
|---|---|
| 1. 크로아티아 : ㅈㄱㄹㅂ ➡ 자그레브 | 6. 폴란드 : ㅂㄹㅅㅂ ➡ 바르샤바 |
| 2. 프랑스 : ㅍㄹ ➡ 파리 | 7. 포르투갈 : ㄹㅅㅂ ➡ 리스본 |
| 3. 터키 : ㅇㅋㄹ ➡ 앙카라 | 8. 헝가리 : ㅂㄷㅍㅅㅌ ➡ 부다페스트 |
| 4. 이탈리아 : ㄹㅁ ➡ 로마 | 9. 체코 : ㅍㄹㅎ ➡ 프라하 |
| 5. 불가리아 : ㅅㅍㅇ ➡ 소피아 | 10. 우크라이나 : ㅋㅇㅍ ➡ 키예프 |

월요일

# 일주일 계획

이번 일주일을 생각하며 해야 할 일들을 정리해 보세요.

꼭 해야 할 일들 :

월 :

화 :

수 :

목 :

금 :

중요한 약속 / 만날 사람 :

재미난 계획 :

월요일

# 배수 찾아 연결하기

4의 배수와 7의 배수를 모두 찾아 색칠해 보세요. 색칠한 것을 연결했을 때 어떤 숫자가 나오는지 맞혀 보세요. 4의 배수(7의 배수)는 4(7)로 나누었을 때 딱 떨어지는 숫자를 말합니다.

| 13 | 23 | 107 | 58 | 73 | 29 | 129 | 113 | 111 | 50 | 118 | 79 | 15 |
|---|---|---|---|---|---|---|---|---|---|---|---|---|
| 69 | 123 | 100 | 148 | 72 | 145 | 86 | 90 | 141 | 70 | 133 | 112 | 151 |
| 87 | 48 | 114 | 30 | 163 | 180 | 27 | 131 | 98 | 150 | 101 | 165 | 196 |
| 39 | 152 | 95 | 110 | 61 | 136 | 143 | 34 | 59 | 158 | 26 | 138 | 56 |
| 45 | 153 | 92 | 68 | 176 | 174 | 75 | 122 | 55 | 71 | 130 | 106 | 154 |
| 121 | 144 | 81 | 38 | 139 | 108 | 169 | 33 | 173 | 63 | 175 | 224 | 84 |
| 124 | 171 | 51 | 102 | 53 | 178 | 52 | 137 | 113 | 41 | 103 | 142 | 210 |
| 76 | 31 | 83 | 47 | 57 | 159 | 156 | 82 | 62 | 166 | 46 | 134 | 182 |
| 160 | 78 | 117 | 149 | 25 | 94 | 96 | 125 | 147 | 109 | 146 | 97 | 105 |
| 54 | 172 | 112 | 60 | 128 | 88 | 167 | 89 | 162 | 91 | 161 | 126 | 170 |
| 67 | 127 | 37 | 99 | 135 | 177 | 22 | 85 | 43 | 179 | 74 | 17 | 115 |

## 매일의 단어 문제 | 다음의 초성으로 만들 수 있는 단어를 20개 이상 적어 보세요.

[ ㅊ ㄷ ] 침대,

화요일

# 최근 일주일 '뇌미인' 활동

( 진인사 대천명 / PASCAL )

## 진땀나게 운동하고 : PHYSICAL ACTIVITY

약간 숨이 찰 정도로 일주일에 3번 이상 유산소 운동(걷기, 달리기, 수영, 자전거 타기 등)을 한다.
추가로 근력운동, 스트레칭, 요가를 하면 더 좋다.

• 지난 일주일 간 평균 운동 횟수는?

안했다   1~2번   3번 이상

## 인정사정없이 담배 끊고 : ANTI-SMOKING

담배를 피우면 피가 끈적끈적해져서 뇌혈관이 잘 막힘. 절대 피우지 말아야 함!

• 지난 일주일 간 담배 피운 횟수는?

하루 10개피 이상   하루 10개피 이하   전혀 피우지 않았다

## 사회활동과 긍정적인 사고를 많이 하고 : SOCIAL ACTIVITY

마음에 맞는 사람들과 자주 만나고 대화하며, 지역사회의 다양한 사회활동에 참여한다.

• 지난 일주일 간 사람들과 만난 횟수는?

  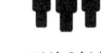
전혀 안 만났다   1~2번   3번 이상

## 대뇌 활동을 적극적으로 하고 : COGNITIVE ACTIVITY

말하기, 글쓰기, 토론하기, 발표하기, 독서하기, 새로운 것 배우기(외국어, 스마트폰 사용법),
강의듣기 등 적극적으로 머리쓰는 활동을 한다.

• 하루 평균 독서 및 공부한 시간은?

전혀 안 했다   30분 이상   60분 이상

## 천박하게 술 마시지 말고 : ALCOHOL IN MODERATION

과음과 폭음은 인지장애에 걸릴 확률을 1.7배나 높인다. 마시더라도 일주일에 1잔 3회 이하로 줄인다.
(1잔 : 맥주는 맥주잔, 소주는 소주잔, 양주는 양주잔)

• 지난 일주일 간 마신 술의 양은?

8잔 이상   4~7잔   3잔 이하

## 명을 연장하는 식사를 하라 : LEAN BODY MASS AND HEALTHY DIET

비만이 되지 않도록 식사량을 조절하고, 채소, 과일, 견과류, 두부, 계란, 생선, 닭가슴살, 우유 또는 두유, 현미밥 등
균형 잡힌 건강한 식사와 물을 충분히 섭취하면서 수면에 문제가 없는 한 차를 마시면 좋다.

• 체중 : (        kg) / 책의 마지막 페이지를
  참고해서 비만도를 체크해본다.

저체중   표준   과체중   비만

BMI   18.5 미만   18.5~23   23 이상   25 이상

# 글자와 위치 기억하기

아래의 표 안에 우리 몸속 내장 기관이 있습니다.
우리 몸속 내장 기관을 찾아 동그라미 표시하고, 이름과 위치를 기억해 보세요.
종이로 왼쪽 표를 가리고 기억한 것을 오른쪽 표에 작성해 보세요.

| 심 | 횡 | 격 | 막 |
|---|---|---|---|
| 장 | 식 | 도 | 십 |
| 콩 | 팥 | 갑 | 이 |
| 요 | 도 | 상 | 지 |
| 소 | 장 | 선 | 장 |

| 심 |  | 격 |  |
|---|---|---|---|
|  |  |  |  |
|  |  | 갑 |  |
|  | 도 |  | 지 |
| 소 |  |  |  |

기억해 볼까요? 위의 두 표를 가리고 기억한 우리 몸속 내장 기관을 찾아 동그라미 표시해 보세요.

이자, 심장, 맹장, 폐, 횡격막, 방광, 식도, 난소, 자궁, 십이지장, 소장, 쓸개,
요도, 간, 콩팥, 기관지, 후두, 갑상선, 위

---

**매일의 단어 문제** | 아래 제시된 초성을 보고 한국 음식 이름을 맞혀 보세요.

〈예시〉 김ㅊ → 김치

1. ㅂ ㄱ ㄱ
2. ㅅ ㄹ ㅌ
3. ㅁ 역 ㄱ
4. ㄱ ㅊ ㅂ ㅇ ㅂ
5. ㅂ ㅂ ㅂ

6. ㄱ ㅊ ㅉ ㄱ
7. ㅈ ㅇ ㅂ ㅇ
8. ㅎ ㅁ ㅌ
9. ㅅ ㄱ ㅌ
10. ㅂ ㄷ ㄸ

# 나덕렬 교수의 뇌미인 이야기

수요일

### '치매검사'에 대해서

치매검사에서는 크게 세 가지를 점검합니다.
첫째, 치매가 있는지, 치매가 있다면 어느 정도인지를 알아보고,
둘째, 치매를 일으키는 원인 질환은 무엇인지를 확인하며,
셋째, 치매예방을 위해서는 무엇을 해야 하는지를 알려줍니다.

이 세 가지를 점검하기 위해 환자는 다음과 같은 검사를 받게 됩니다.

**1. 문진과 각종 설문지 작성:** 의료진이 환자를 만났을 때 제일 먼저 하는 일은 환자의 정보에 대해 꼬치꼬치 캐묻는 일입니다. 이를 문진(聞診)이라고 합니다. 문진을 할 때 의료진은 환자의 기억력, 언어능력(말로 표현을 잘 하는지, 물건 이름을 잘 대는지), 방향감각, 계산력, 판단력, 성격 변화에 대한 내용과 함께 환자의 일상생활 능력에 대해 질문합니다. 일상생활 능력을 파악하기 위한 질문의 예로, 대중교통을 이용하여 멀리까지 잘 다닐 수 있는지, 혼자 용돈 관리나 약 복용이 가능한지, 요리(특히 김치나 찌개)를 잘 하는지 등을 들 수 있습니다. 또한 다음과 같은 치매의 위험요소가 있는지 묻게 됩니다. 위험요소에는 고혈압, 당뇨, 고지혈증, 심장병, 흡연, 음주, 저체중/과체중, 코골이/수면무호흡증, 운동 부족, 대뇌활동 부족, 우울증, 스트레스 등이 있습니다. 위험요소를 발견하는 것은 치매 예방뿐만 아니라 치매 악화를 방지하는 데에도 중요합니다. 따라서 정확한 문진을 위해 환자의 상태를 잘 아는 보호자가 함께 병원을 방문하는 것이 좋습니다.

**2. 인지기능검사(또는 신경심리검사):** 치매는 기억력을 비롯한 인지기능이 떨어진 것을 전제로 하므로 인지기능검사는 환자의 정확한 상태 파악을 위해 꼭 필요합니다. 이를 통해서 치매가 있는지, 치매가 있다면 어느 정도인지를 알게 됩니다.

**3. 신경학적 검사, 혈액검사, 뇌 촬영:** 신경학적 검사는 신경과 의사가 보행장애, 한쪽 마비, 안구운동장애, 근강직 등을 보기 위해 진찰하는 과정에서 시행합니다. 만약 신경학적 검사에서 환자가 파킨슨 증상을 보인다면 알츠하이머병보다는 치매와 파킨슨 증상을 같이 보이는 질환(예: 파킨슨 치매, 피질기저핵변성, 진행성핵상마비 등)을 먼저 생각해야 합니다. 또한 혈액 검사와 뇌 촬영도 치매의 원인 질환을 파악하는 데 있어 꼭 필요한 검사입니다. 혈액 검사에서 매독이 양성이거나 갑상선기능 저하가 나타날 경우, 치료 가능한 치매일 가능성이 많습니다. 그리고 뇌 촬영(MRI)에서 혈관 막힘이 많이 발견되면 혈관성 치매를 생각해야 하고, 양성 뇌종양, 수두증, 경막하 뇌출혈이 발견되는 경우는 완치가 되기도 합니다.

# 글자 회전

앞쪽 뇌 활성법 중 중요한 10가지입니다. 예시와 같이 글자를 180도로 회전하여 적어 보세요.
내 앞에 사람이 앉아 있다 생각하고, 앞사람이 봤을 때 올바른 방향의 글자가 되도록 상상하면서
글자를 적어 보세요. 단, 종이를 돌려서 작성하면 안 됩니다. *출처: 나덕렬(뇌미인), 위즈덤하우스

예시) 앞쪽 뇌 활성법 10가지

6. 운동은 미친 실행력을 부른다

7. 뒤쪽 뇌를 자주 닫아라 : 눈감기, 명상, 사색, 기도

8. 위-아래 방식으로 살아라 : 행복 창조

9. 사람을 소중하게 여겨라 : 사회 기능

10. 흔들리지 않는 나무가 되라 : 절제, 조절, 인내

**매일의 단어 문제** | 두 글자씩 짝을 지어 단어를 만들어 보세요. (글자는 중복해서 사용해도 됩니다)

| 전 | 감 | 내 |
|---|---|---|
|   | 악 | 목 |
| 치 | 화 | 장 |
|   | 정 |   |
|   | 자 | 무 |

감정

목요일

# 유럽 국기 기억하기 2

유럽 국가별 국기의 특징을 파악하고,
국기 밑에 해당 나라 이름을 반복해서 적으면서 유럽 국기를 기억해 봅시다.

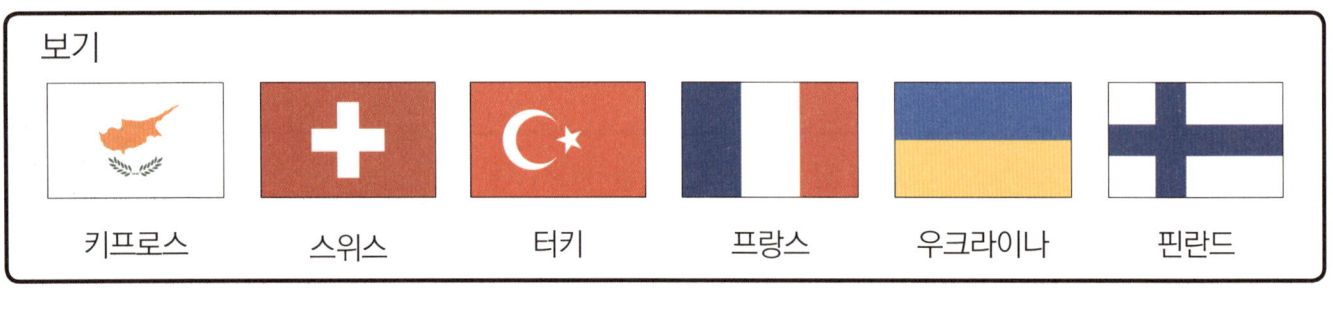

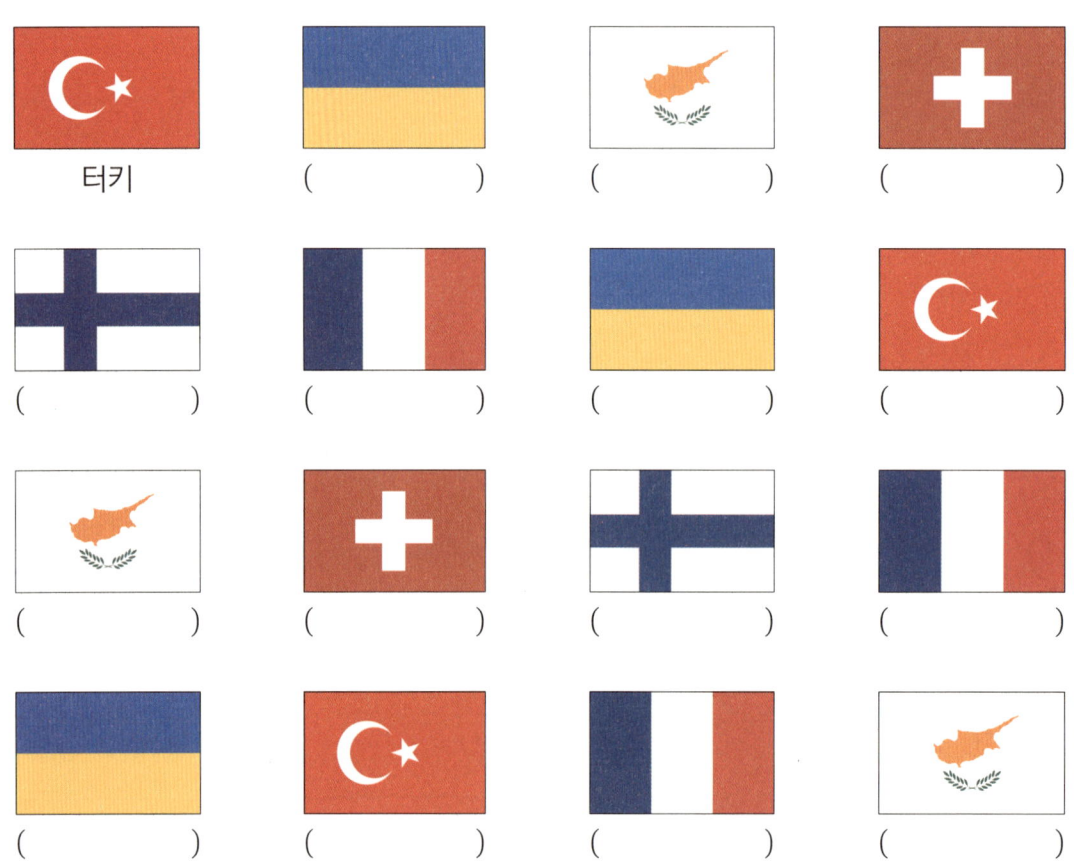

| **지난주 복습 문제** | 다음의 유럽국가 중 유럽연합(EU) 회원국인 나라에 동그라미 표시하세요. |

|   | 나라 이름 | (O/X) |    | 나라 이름 | (O/X) |    | 나라 이름 | (O/X) |    | 나라 이름 | (O/X) |
|---|---|---|---|---|---|---|---|---|---|---|---|
| 1 | 핀란드 | ( ) | 6 | 터키 | ( ) | 11 | 프랑스 | ( ) | 16 | 폴란드 | ( ) |
| 2 | 아이슬란드 | ( ) | 7 | 세르비아 | ( ) | 12 | 스위스 | ( ) | 17 | 이탈리아 | ( ) |
| 3 | 벨기에 | ( ) | 8 | 체코 | ( ) | 13 | 우크라이나 | ( ) | 18 | 보스니아 헤르체고비나 | ( ) |
| 4 | 스페인 | ( ) | 9 | 크로아티아 | ( ) | 14 | 알바니아 | ( ) | 19 | 독일 | ( ) |
| 5 | 포르투갈 | ( ) | 10 | 노르웨이 | ( ) | 15 | 네덜란드 | ( ) | 20 | 오스트리아 | ( ) |

# 숫자 계산

11~19까지의 숫자를 한 번씩만 사용하여 아래의 식을 완성해 보세요.
가로줄과 세로줄에 제시되어 있는 숫자의 곱셈이 모두 맞아야 합니다.

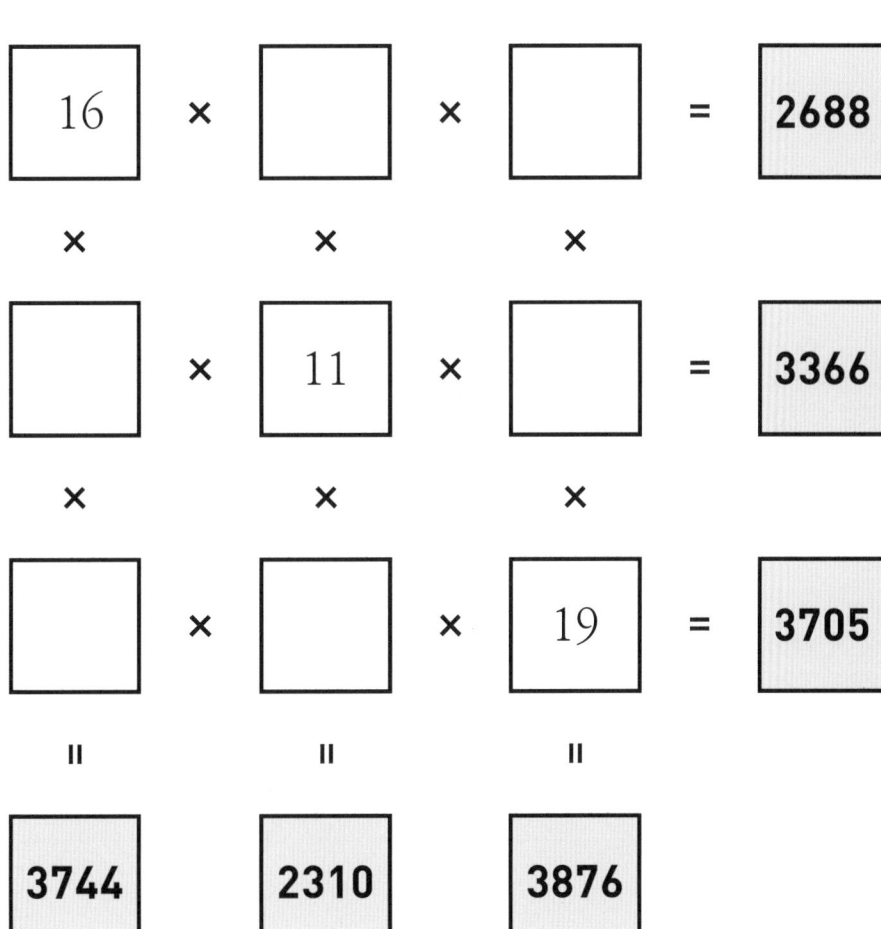

**매일의 단어 문제** | 다음의 초성으로 만들 수 있는 단어를 20개 이상 적어 보세요.

[ㅊㅇ] 치약,

금요일

# 일주일 정리

이번 한 주 내가 한 일들을 떠올려 보세요. 기억력 향상에 많은 도움이 됩니다.

월 : 

화 : 

수 : 

목 : 

금 : 

이번 주 만난 사람 : 

## 나의 긍정 점수

지난 한 주 만난 사람, 주위 사람들을 떠올리고 한 사람씩 평가해 보세요.
그 평가가 바로 당신의 긍정 정도를 말해 줍니다.

대상 |

점수 |
(100점 만점)

# 스도쿠

〈가로 줄〉, 〈세로 줄〉, 〈작은 9칸의 네모〉 안에 1~9의 숫자를 중복되지 않게 한 번씩 채워 넣으세요.
빈칸이 적은 줄부터 시작해 보세요.

|   | 7 |   |   | 6 | 4 | 8 |   | 2 |
|---|---|---|---|---|---|---|---|---|
|   | 6 |   | 2 | 1 |   |   | 9 | 7 |
| 1 | 2 |   |   | 9 | 8 |   | 6 |   |
| 5 | 4 | 6 | 1 | 2 | 7 |   |   |   |
|   |   |   |   | 3 | 6 |   |   |   |
|   |   | 3 |   |   | 9 | 4 |   | 6 |
| 2 |   | 4 | 6 |   |   | 7 |   |   |
|   |   |   | 9 |   | 2 |   | 5 | 1 |
| 6 | 9 | 1 | 3 |   | 5 |   | 4 | 8 |

---

**매일의 단어 문제** | 아래 제시된 초성을 보고 한국 음식 이름을 맞혀 보세요.

〈예시〉 ㄱㅊ → 김치

1. ㅊ ㅁ ㄱ ㅂ
2. ㄷ ㅌ ㄹ ㅁ ㅜ ㅊ
3. ㄱ ㄷ ㄹ ㅂ
4. ㄱ 장 ㄱ ㅈ
5. ㅁ ㄱ 수
6. ㄸ 갈 ㅂ
7. ㄱ ㄷ ㅇ ㅈ 림
8. ㅅ ㅅ ㄹ
9. ㅎ ㅌ ㄱ 이
10. ㅈ ㅊ 국

# [정답]

9주

### 09-1 [ 주의집중력 _ 배수 찾아 연결하기 ]

| 13 | 23 | 107 | 58 | 73 | 29 | 129 | 113 | 111 | 50 | 118 | 79 | 15 |
|---|---|---|---|---|---|---|---|---|---|---|---|---|
| 69 | 123 | 100 | 148 | 72 | 145 | 86 | 90 | 141 | 70 | 133 | 112 | 151 |
| 87 | 48 | 114 | 30 | 163 | 180 | 27 | 131 | 98 | 150 | 101 | 165 | 196 |
| 39 | 152 | 95 | 110 | 61 | 136 | 143 | 34 | 59 | 158 | 26 | 138 | 56 |
| 45 | 153 | 92 | 68 | 176 | 174 | 75 | 122 | 55 | 71 | 130 | 106 | 154 |
| 121 | 144 | 81 | 38 | 139 | 108 | 169 | 33 | 173 | 63 | 175 | 224 | 84 |
| 124 | 171 | 51 | 102 | 53 | 178 | 52 | 137 | 113 | 41 | 103 | 142 | 210 |
| 76 | 31 | 83 | 47 | 57 | 159 | 156 | 82 | 62 | 166 | 46 | 134 | 182 |
| 160 | 78 | 117 | 149 | 25 | 94 | 96 | 125 | 147 | 109 | 146 | 97 | 105 |
| 54 | 172 | 112 | 60 | 128 | 88 | 167 | 89 | 162 | 91 | 161 | 126 | 170 |
| 67 | 127 | 37 | 99 | 135 | 177 | 22 | 85 | 43 | 179 | 74 | 17 | 115 |

[ 매일의 단어 문제 ]

차단, 차도, 차돌, 차득, 차등, 참담, 창달, 창당, 창대, 채도, 채득, 처단, 척도, 천당, 천대, 천도, 천둥, 철도, 첨단, 첫돌, 청담, 청돔, 청동, 체득, 초단, 초당, 초달, 초대, 초동, 초등, 촛대, 총대, 총독, 최단, 최대, 추대, 축대, 축도, 출동, 출두, 충돌, 충동, 취득 등 기타 다른 단어도 있습니다.

### 09-2 [ 기억력 _ 글자와 위치 기억하기 ]

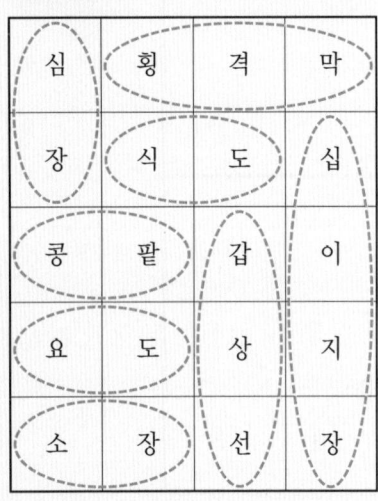

이자, 심장(O), 맹장, 폐, 횡격막(O), 방광, 식도(O), 난소, 자궁, 십이지장(O), 소장(O), 쓸개, 요도(O), 간, 콩팥(O), 기관지, 후두, 갑상선(O), 위

[ 매일의 단어 문제 ]

1. 불고기
2. 설렁탕
3. 미역국
4. 김치볶음밥
5. 비빔밥
6. 김치찌개
7. 제육볶음
8. 해물탕
9. 삼계탕
10. 빈대떡

### 09-3 [ 시공간 능력 _ 글자 회전 ]

1. 운동은 미친 실행력을 부른다
2. 뒤쪽 뇌를 자주 닫아라 : 눈감기, 명상, 사색, 기도
3. 위-아래 방식으로 살아라 : 행복 창조
4. 사람을 소중하게 여겨라 : 사회 기능
10. 흔들리지 않는 나무가 되라 : 절제, 조절, 인내

[ 매일의 단어 문제 ]

감내, 감자, 감전, 감정, 감화, 내장, 내전, 내정, 목장, 목화, 무악, 무장, 무전, 무정, 악장, 악전, 악치, 악화, 자정, 자치, 장내, 장목, 장악, 장자, 장전, 장치, 전내, 전자, 전장, 전정, 전치, 전화, 정감, 정무, 정악, 정자, 정장, 정전, 정치, 정화, 치자, 치장, 치정, 화목, 화장, 화전 등 기타 다른 단어도 있습니다.

### 09-4 [ 계산력 _ 숫자 계산 ]

| 16 | × | 14 | × | 12 | = | 2688 |
|---|---|---|---|---|---|---|
| × |   | × |   | × |   |   |
| 18 | × | 11 | × | 17 | = | 3366 |
| × |   | × |   | × |   |   |
| 13 | × | 15 | × | 19 | = | 3705 |
| =  |   | =  |   | =  |   |   |
| 3744 |   | 2310 |   | 3876 |   |   |

[ 매일의 단어 문제 ]

차액, 차용, 차원, 차이, 차익, 차일, 차입, 착안, 착오, 착용, 착의, 찬양, 참여, 참외, 창안, 창업, 창월, 창의, 채용, 책임, 처우, 처음, 천연, 천왕, 천운, 철야, 철인, 청약, 청원, 체열, 체온, 체외, 체위, 체육, 초안, 초야, 초연, 초원, 초월, 초인, 초임, 초입, 총아, 총알, 총애, 총액, 촬영, 최악, 추악, 추앙, 추억, 추월, 추위, 추이, 출어, 출연, 출옥, 출원, 출입, 충원, 취약, 취업, 취임, 층위, 치아, 치안, 치열, 치욕, 치유, 친위, 친일, 침입, 칠월 등 기타 다른 단어도 있습니다.

### 09-5 [ 전두엽 기능 _ 스도쿠 ]

| 3 | 7 | 9 | 5 | 6 | 4 | 8 | 1 | 2 |
|---|---|---|---|---|---|---|---|---|
| 4 | 6 | 8 | 2 | 1 | 3 | 5 | 9 | 7 |
| 1 | 2 | 5 | 7 | 9 | 8 | 3 | 6 | 4 |
| 5 | 4 | 6 | 1 | 2 | 7 | 9 | 8 | 3 |
| 9 | 8 | 2 | 4 | 3 | 6 | 1 | 7 | 5 |
| 7 | 1 | 3 | 8 | 5 | 9 | 4 | 2 | 6 |
| 2 | 5 | 4 | 6 | 8 | 1 | 7 | 3 | 9 |
| 8 | 3 | 7 | 9 | 4 | 2 | 6 | 5 | 1 |
| 6 | 9 | 1 | 3 | 7 | 5 | 2 | 4 | 8 |

[ 매일의 단어 문제 ]

1. 충무김밥
2. 도토리묵무침
3. 곤드레밥
4. 간장게장
5. 막국수
6. 떡갈비
7. 고등어조림
8. 신선로
9. 황태구이
10. 재첩국

9주 **[ 124페이지 - 유럽문제정답 ]**

**[ 유럽 국기 기억하기 2 ]**

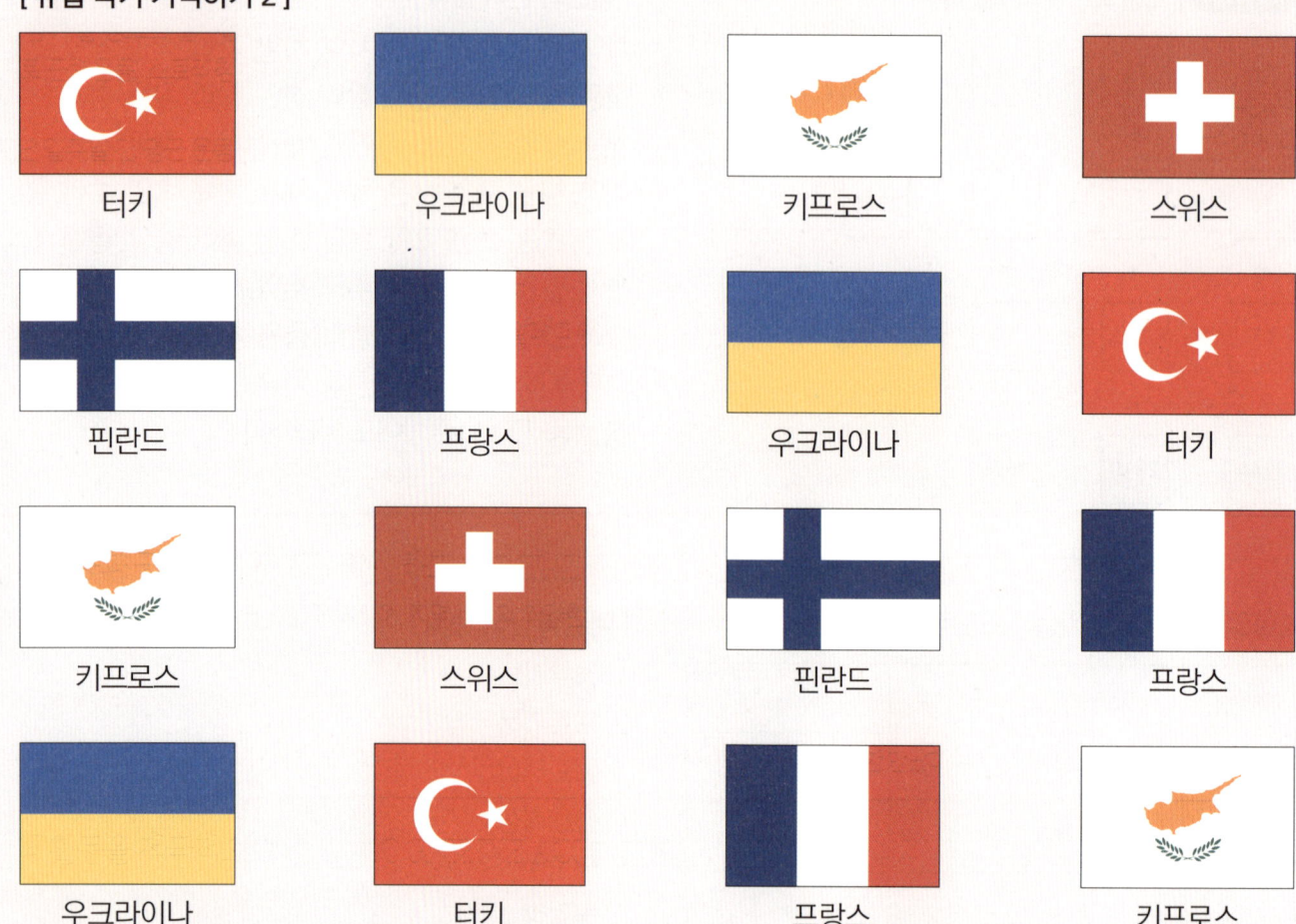

**[ 지난주 복습 문제 _ 유럽연합(EU) 회원국 표시 ]**

|   | 나라 이름 | EU가입여부 표시 ( O/X ) |   | 나라 이름 | EU가입여부 표시 ( O/X ) |
|---|---|---|---|---|---|
| 1 | 핀란드 | ( O ) | 11 | 프랑스 | ( O ) |
| 2 | 아이슬란드 | ( X ) | 12 | 스위스 | ( X ) |
| 3 | 벨기에 | ( O ) | 13 | 우크라이나 | ( X ) |
| 4 | 스페인 | ( O ) | 14 | 알바니아 | ( X ) |
| 5 | 포르투갈 | ( O ) | 15 | 네덜란드 | ( O ) |
| 6 | 터키 | ( X ) | 16 | 폴란드 | ( O ) |
| 7 | 세르비아 | ( X ) | 17 | 이탈리아 | ( O ) |
| 8 | 체코 | ( O ) | 18 | 보스니아 헤르체고비나 | ( X ) |
| 9 | 크로아티아 | ( O ) | 19 | 독일 | ( O ) |
| 10 | 노르웨이 | ( X ) | 20 | 오스트리아 | ( O ) |

월요일

# 일주일 계획

이번 일주일을 생각하며 해야 할 일들을 정리해 보세요.

꼭 해야 할 일들 :

월 :

화 :

수 :

목 :

금 :

중요한 약속 / 만날 사람 :

재미난 계획 :

# 글자 찾아 연결하기

글자 판에서 '팥'을 모두 찾아 색칠해 보세요.
글자 '팥'을 연결했을 때 어떤 글자가 나오는지 맞혀 보세요.

| 팝 | 팍 | 퍅 | 팔 | 팥 | 팠 | 펕 | 픞 | 펱 | 퍞 | 핖 | 폭 | 풉 |
| 펕 | 펱 | 팥 | 팥 | 펕 | 펕 | 팥 | 팥 | 펕 | 펱 | 팥 | 펕 | 팥 |
| 팥 | 팥 | 팥 | 팥 | 팥 | 팥 | 펕 | 팥 | 펱 | 펕 | 팥 | 팥 | 팥 |
| 펱 | 팥 | 펕 | 핖 | 펕 | 폽 | 펕 | 팥 | 팥 | 팥 | 팥 | 펕 | 펱 |
| 팥 | 팥 | 팥 | 팥 | 팥 | 팥 | 팥 | 팥 | 팥 | 팥 | 팥 | 펕 | 폽 |
| 펕 | 팥 | 팥 | 폽 | 팥 | 팥 | 핖 | 팥 | 펕 | 펱 | 팥 | 폽 | 팥 |
| 펱 | 팥 | 핖 | 펕 | 펱 | 팥 | 팥 | 팥 | 팥 | 펱 | 팥 | 팥 | 펱 |
| 폭 | 펕 | 팥 | 팥 | 팥 | 폽 | 팥 | 팥 | 핖 | 퍝 | 팥 | 폭 | 펕 |
| 팥 | 펕 | 핖 | 폭 | 펱 | 펕 | 펕 | 팥 | 팥 | 팥 | 팥 | 팥 | 팥 |
| 퍝 | 펱 | 팥 | 팥 | 퍝 | 펱 | 펕 | 팥 | 팥 | 퍝 | 팥 | 펱 | 펕 |
| 팥 | 펱 | 폽 | 펱 | 팥 | 폭 | 팥 | 폽 | 펕 | 펱 | 팥 | 핖 | 팥 |

## 매일의 단어 문제 | 다음의 초성으로 만들 수 있는 단어를 20개 이상 적어 보세요.

[ ㅊ ㅁ ] 창문,

화요일

# 뇌미인 트레이닝 체험후기

**뇌미인 트레이닝을 접하게 된 것은 행운이었다.**

이명희 님 (서울 송파구 잠실)

내가 뇌미인 트레이닝을 하게 된 이유는 신문읽기로부터 시작되었다. 2015년 조선일보에서 나덕렬 교수님이 '신문으로 치매를 이깁시다'라는 코너를 연재하면서 신문을 읽는 사람의 인지능력 변화에 대한 연구를 함께 진행 한다고 했다. 나는 그 연구에 참여하여 10개월 동안 신문을 열심히 읽었다.

단순히 신문만 읽는 것이 아니라 신문을 읽고 제시된 과제를 해야 하는데 그 중에서 기억에 남는 과제는 창의적 글쓰기다. 신문에 나오는 단어 5개를 선택하여 그 단어로 글짓기를 하는 것인데, 단어를 고르는 재미와 그에 대한 신문기사의 내용을 짧을 글로 표현하는 맛이 꽤 좋았다. 신문을 읽으면서 사회 돌아가는 면을 잘 알 수 있었고, 사회이슈에 대한 기자의 의견과 나의 의견이 일치되면 좋았고, 상반되는 경우에는 나의 의견란에 속시원하게 반대의사도 표현하였다. 1년간의 신문을 통한 뇌 훈련이 끝나고 이제 뭘 하나 고민하던 중 때 마침 나덕렬 교수님이 만든 '뇌미인 트레이닝' 이라는 책을 접하게 되어서 뇌 훈련 공부를 계속할 수 있게 되었다.

평소에 계획적인 생활을 한다고 자부했으나 글로 적어 기록하지 않았는데 뇌미인 트레이닝을 통해 쓰고, 정리하고, 점검하면서 삶의 계획을 5년, 1개월, 1주일 단위로 세워서 생활하니 정말 알차게 시간을 보낼 수 있었다. 일주일간 어떤 일을 했고, 어떤 사람들을 만났으며, 만난 사람들에 대한 긍정 정도를 평가하는 것이 있는데 그것을 통하여 내가 만나는 사람들에 대해서 좋은 마음을 가져야겠다는 생각이 들었다. 일주일에 한번 나오는 뇌미인 칼럼은 평소 건강한 두뇌를 유지하기 위해서 어떤 생활습관을 길러야 하는지 알려주는 유익한 내용이었다.

매일매일 두뇌훈련 문제도 나오는데 5가지 문제유형 중 내가 제일 취약한 부분은 도형 문제, 단어 문제였다. 어려워서 문제 풀기가 힘들 때는 살짝살짝 뒷면의 정답 및 해설을 참고하여 도움을 받기도 하였다. 계속해서 뇌미인 트레이닝을 한다면 뇌도 젊어질 뿐만 아니라, 규칙적인 공부습관도 몸에 배고, 글짓기, 글쓰기 훈련도 많이 될 것 같다. 매일매일 하루에 할 일, 숙제가 있다고 생각하니 내일이 기다려지고 다시 학생이 된 기분이 들어 마음도 젊어지는 것 같다. 계속 책을 읽고 뭔가를 쓰고 공부하는 모습을 보고 가족들이 보기 좋다고 한다. '뇌미인 트레이닝'으로 계속 뇌 훈련을 하고 싶다. 나덕렬 교수님을 알게 된 것은 큰 행운인 것 같다.

# 단어 짝지어 기억하기

세 개씩 묶어진 단어를 쉽게 기억하기 위해 이야기를 만들어서 외워 보세요.
예시) 미국여행에서 산 만년필을 임상심리사에게 선물했다.

왼쪽 내용을 종이로 가리고 단어와 그림의 짝을 찾아 선으로 연결하세요.

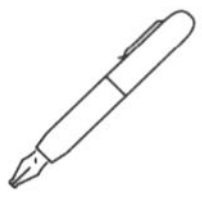

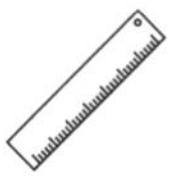

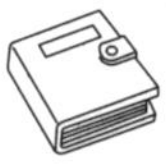

| 임상심리사 — 만년필 — 미국 |
| 성악가 — 자 — 한국 |
| 변호사 — 지갑 — 캐나다 |
| 축구선수 — 가위 — 스페인 |
| 아나운서 — 붓 — 독일 |
| 한의사 — 각도기 — 중국 |

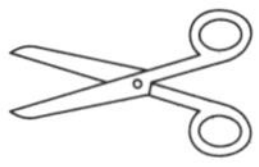

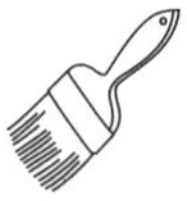

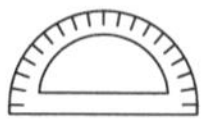

아나운서 • 각도기 • 독일
축구선수 • 가위 • 한국
한의사 • 지갑 • 스페인
임상심리사 • 붓 • 미국
변호사 • 자 • 중국
성악가 • 만년필 • 캐나다

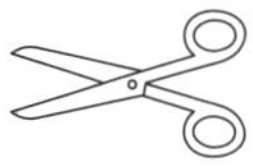

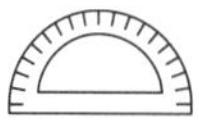

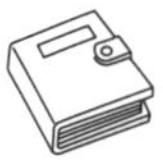

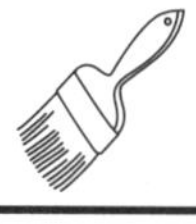

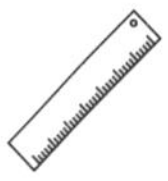

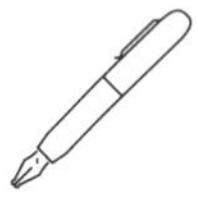

---

**매일의 단어 문제** | 다음 제시된 초성을 보고 새(조류) 이름을 맞혀 보세요.

〈예시〉 참ㅅ → 참새

1. ㅂㄷㄱ
2. ㄲㅊ
3. ㅇㅁ새
4. ㄸㄸㄱㄹ
5. ㄷㅅㄹ

6. ㄱㅈㅅ
7. ㄷㄹㅁ
8. ㄱㅁㄱ
9. ㅊㅁㅈ
10. ㅈㅂ

# 나덕렬 교수의 뇌미인 이야기

수요일

**친구와 이런 약속을 해보세요.**

50대 후반의 여성이 알츠하이머 치매진단을 받았다. 환자의 증상을 제일 먼저 느낀 사람은 친한 친구들이었다. 계모임에서 돈 계산을 틀리게 하거나, 며칠 전에 약속을 했는데 까맣게 잊는 일이 발생하자 친구들이 환자의 딸에게 전화를 걸어 어머니가 이상하니 병원에 가보라고 한 것이다. 증상이 경미하여 자주 접촉이 없던 딸은 아예 느끼지 못할 정도였으나, 자세한 검사 결과 초기 알츠하이머 치매임이 밝혀졌다. 나는 환자의 따님에게, "어머니의 친구분들에게 이 상황을 다 털어놓고 도와달라고 말씀 드리세요"라고 권하였고, 따님은 환자의 친구들을 만나 모든 것을 이야기했다.

그 자리에서 딸은 새로운 사실을 알게 되었다. 그 동안 환자가 평소와 다르게 실수를 많이 했고, 했던 일을 안 했다고 하거나, 총무를 맡은 계모임에서 계산을 자주 틀려서 주위 친구들과 갈등이 있었다는 것이다. 이에 친구들은 뒤에서 환자에 대해 수군거리고 다녔고, 환자를 따돌리기 시작했다고 한다.

그러나 환자의 딸이 어머니의 병을 고백하고 도움을 요청한 뒤로 환자를 대하는 친구들의 태도가 확 바뀌었다. 환자를 무시하고 뒤에서 수군거리기보다는, 이해하고 도와주기 시작하였던 것이다. 맛있는 것을 먹으러 가거나 등산을 갈 때 환자를 빼놓지 않았다. 환자를 격려하기 위해 광장시장, 명동 입구, 인사동 등 먹거리가 많고 활기찬 곳에 놀러 가는 계획을 짜기도 하였고, 난타 같은 신나는 공연을 보러 함께 극장을 찾기도 하였다. 환자가 조금이라도 실수를 하면 "나이가 들면 다 그래"라고 말해 주었기 때문에 환자는 행복해 했고, 우울증도 없어졌다. 친구들은 곧 환자를 데리고 해외 여행도 간다고 한다.

이와 같은 따뜻한 이야기를 듣고, 나에게 다음과 같은 생각이 떠올랐다. 친한 친구들끼리 약속을 하는 것이다. "혹시 우리 중에 치매에 걸리는 사람이 생기면 서로 도와주기로 하자. 만약 먼저 치매에 걸리면 자존심 내려 놓고 도와 달라고 하자. 건강한 친구들은 치매에 걸린 친구를 가운데 두고 똘똘 뭉쳐 보호막을 쳐주자"라고 말하는 것이다. 우리가 어린이들에게 안전한 공간을 만들어주고 그 안에서 마음껏 재미있게 놀도록 보호막을 치는 것처럼, 치매 환자를 가운데 두고 친구들이 보호막을 쳐주면 환자는 친구들 사이에서 안전하고 재미있게 지내기 때문에 병의 진행 속도를 훨씬 늦출 수 있다. 아름다운 꽃무리도 그 안을 들여다 보면 예쁘지 않은 꽃이 섞여있을 수 있다. 그러나 꽃무리를 전체적으로 보았을 때, 아름다운 꽃과 그보다는 덜 예쁜 꽃들이 섞여 있는 것이 오히려 완벽하다. 우리 모두가 조금만 노력하면 다같이 아름다운 꽃무리가 될 수 있다. 이것이 사람 사는 맛이 아니겠는가?

# 도형 회전

회전된 4개의 입체도형 중에 색깔 토막의 위치가 다른 도형 하나를 찾아 보세요.

예시)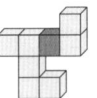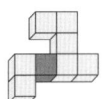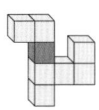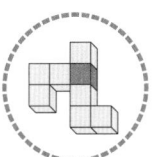

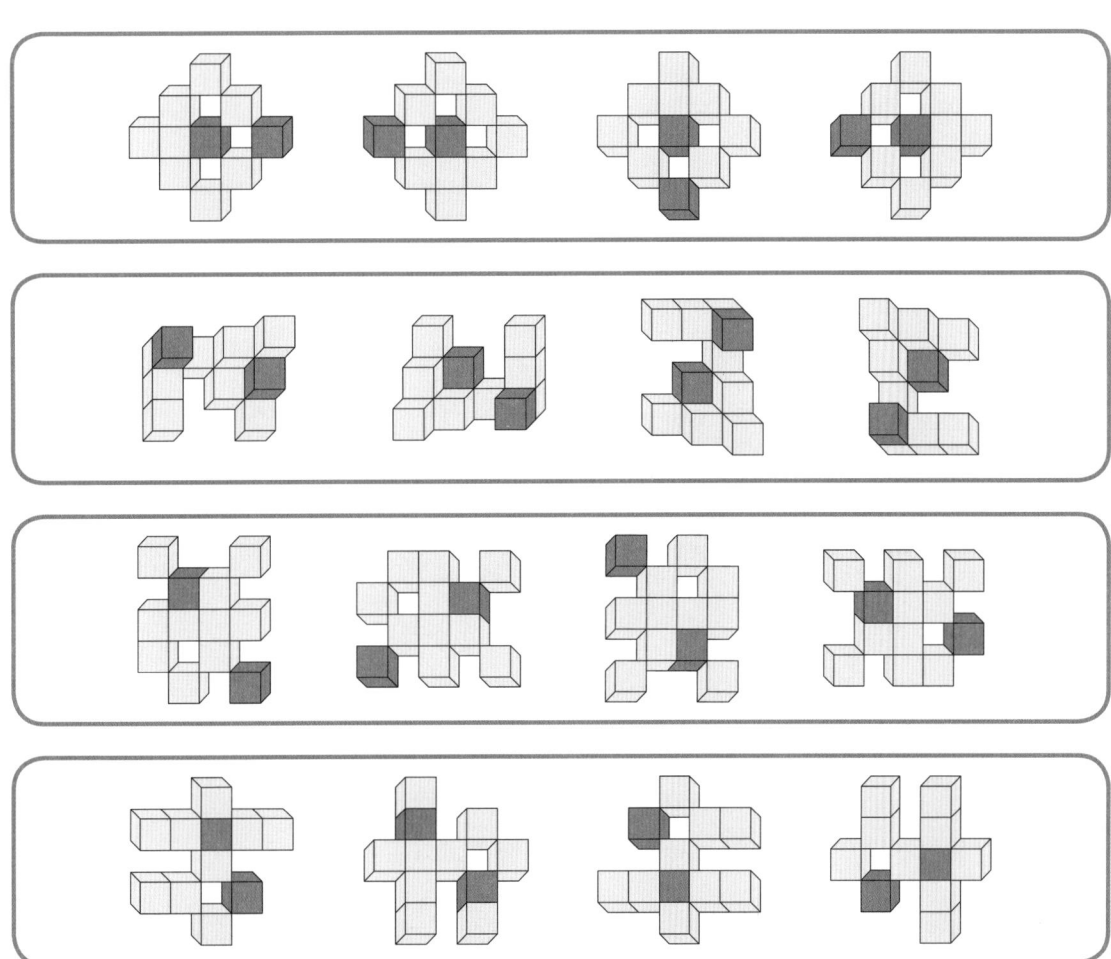

**매일의 단어 문제** | 두 글자씩 짝을 지어 단어를 만들어 보세요. (글자는 중복해서 사용해도 됩니다)

|   |   |   |
|---|---|---|
| 국 | 과 | 경 |
| 일 |   | 행 |
|   | 여 | 하 |
| 비 |   | 제 |
| 특 |   | 목 |

과목

목요일

# 유럽 산맥 익히기

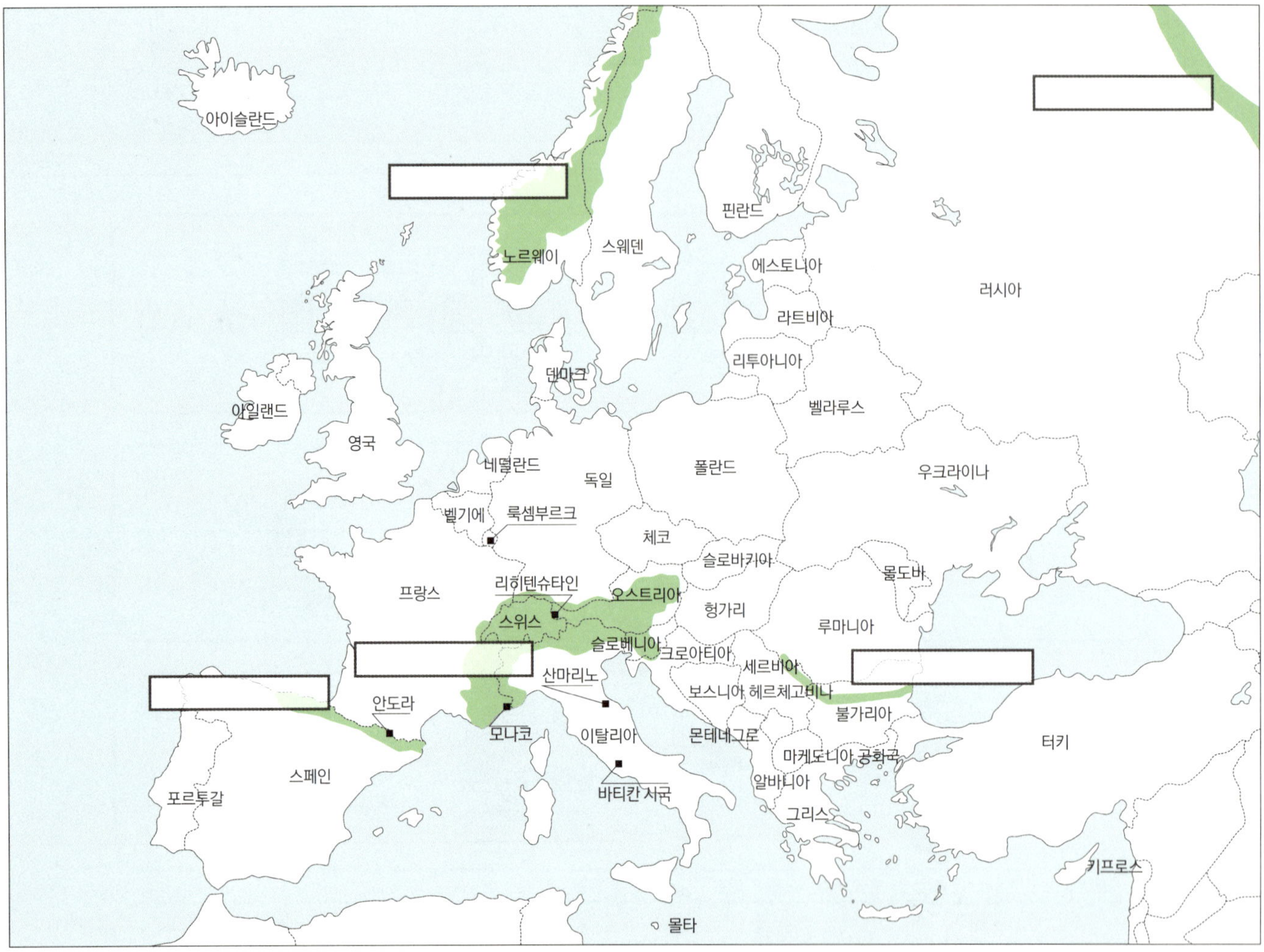

1. 지도 빈칸에 들어갈 유럽 산맥 이름을 적어 보세요. (7 페이지를 참고해 보세요)

2. 알프스 산맥에 인접한 7개의 국가를 예상하여 적어보고, 지도 위에 동그라미로 표시해 보세요.

3. 스칸디나비아 반도의 삼국을 생각하여 적어보고, 지도 위에 세모로 표시해 보세요.

4. 알프스 산맥에서 가장 높은 산의 이름은 무엇일까요? 주어진 초성을 보고 생각해 보세요. (ㅁ ㅂ ㄹ)

**지난주 복습 문제** | 앞에서 기억한 것을 머릿속에 떠올려서 나라별 국기를 색칠해 보세요.

우크라이나

터키

핀란드

키프로스

프랑스

스위스

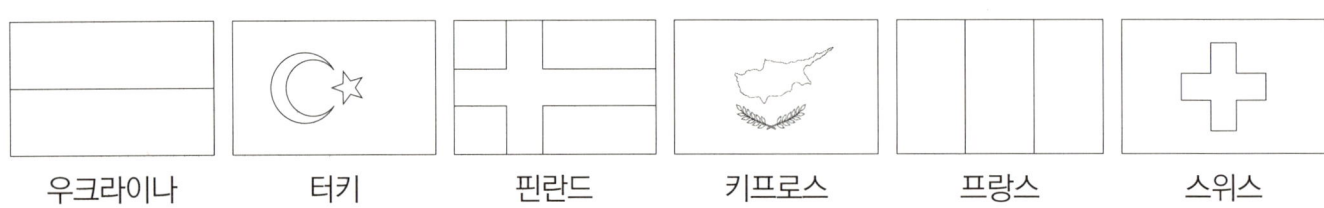

# 주사위 계산

주사위의 동그라미 개수를 숫자로 연상하여 계산해 보세요.

예시와 같이 주사위 두 개로 두 자리 숫자, 세 개로 세 자리 숫자를 만들어 계산해 보세요. 문제에 괄호가 있을 경우, 괄호 안의 식을 먼저 풀어서 답을 구한 다음 앞에서부터 순서대로 계산하면 됩니다.

예시) (4 × 5) + 164 = 184

1. 13 + 246 − 53 = (        )

2. (45 − 16) × 11 = (        )

3. (36 ÷ 4) × 23 = (        )

4. (44 × 22) − 353 = (        )

5. 36 + 34 − (11 × 3) = (        )

6. 61 − 23 + 136 = (        )

---

**매일의 단어 문제** | 다음의 초성으로 만들 수 있는 단어를 20개 이상 적어 보세요.

[ ㅊ ㅈ ] 체조,

금요일

# 일주일 정리

이번 한 주 내가 한 일들을 떠올려 보세요. 기억력 향상에 많은 도움이 됩니다.

월 :
화 :
수 :
목 :
금 :

이번 주 만난 사람 :

## 나의 긍정 점수

지난 한 주 만난 사람, 주위 사람들을 떠올리고 한 사람씩 평가해 보세요.
그 평가가 바로 당신의 긍정 정도를 말해 줍니다.

대상 |

점수 |
(100점 만점)

# 숫자 찾기

빨간색과 녹색을 교대로 번갈아 가면서 1부터 20까지 숫자를 찾아보세요.
빨간색 숫자는 동그라미로 녹색 숫자는 세모로 표시해 보세요. 가능한 한 빨리 숫자 순서대로 찾아 보세요.

예시) ① → △2 → ③ → △4 → …… △20

| 20 | 1 | 10 | 17 | 4 | 12 | 5 | 4 | 8 | 16 |
|---|---|---|---|---|---|---|---|---|---|
| 3 | 3 | 2 | 15 | 5 | 17 | 4 | 9 | 7 | 19 |
| 14 | 5 | 9 | 13 | 3 | 2 | 20 | 9 | 14 | 14 |
| 13 | 6 | 18 | 15 | 3 | 3 | 4 | 8 | 8 | 10 |
| 13 | 19 | 13 | 6 | 7 | 17 | 12 | 17 | 8 | 9 |
| 19 | 8 | 5 | 2 | 1 | 12 | 1 | 19 | 7 | 16 |
| 13 | 15 | 2 | 7 | 10 | 6 | 19 | 2 | 11 | 1 |
| 9 | 4 | 14 | 12 | 10 | 16 | 17 | 20 | 7 | 16 |
| 18 | 18 | 1 | 5 | 6 | 16 | 11 | 14 | 20 | 11 |
| 20 | 10 | 18 | 11 | 15 | 6 | 11 | 15 | 12 | 18 |

## 매일의 단어 문제  |  다음 제시된 초성을 보고 새(조류) 이름을 맞혀보세요.

〈예시〉 참ㅅ → 참새

1. ㅇ 가 ㄹ
2. ㅍ ㄱ
3. ㅃ ㄲ ㄱ
4. ㅍ ㄹ ㅅ
5. ㅌ ㅈ
6. ㅎ ㅎ
7. ㄲ ㄲ ㄹ
8. ㄱ ㄹ 기
9. ㅇ ㅃ ㅁ
10. ㅁ ㅊ 새

10주 [정답]

### 10-1 [ 주의집중력 _ 글자 찾아 연결하기 ]

| 팦 | 팎 | 팍 | 팥 | 팥 | 팥 | 펕 | 퐆 | 펠 | 팝 | 픞 | 폭 | 폴 |
|---|---|---|---|---|---|---|---|---|---|---|---|---|
| 펄 | 펠 | 팥 | 팥 | 펄 | 펄 | 팥 | 펄 | 펠 | 팥 | 펄 | 팥 |   |
| 팥 | 팥 | 팥 | 팥 | 팥 | 팥 | 팥 | 팥 | 펠 | 펄 | 팥 | 팥 |   |
| 펠 | 팥 | 펄 | 픞 | 팥 | 퐆 | 팥 | 펠 | 팥 | 팥 | 팥 | 펠 |   |
| 팥 | 팥 | 팥 | 팥 | 팥 | 팥 | 팥 | 팥 | 팥 | 팥 | 펠 | 폴 |   |
| 펄 | 팥 | 팥 | 퐆 | 팥 | 팥 | 팥 | 펠 | 팥 | 퐆 | 팥 | 펠 |   |
| 펠 | 팥 | 픞 | 펄 | 팥 | 팥 | 팥 | 펠 | 팥 | 팥 | 팥 | 펠 |   |
| 폭 | 펄 | 팥 | 팥 | 폴 | 팥 | 팥 | 픞 | 팥 | 팥 | 폭 | 펠 |   |
| 팥 | 펠 | 픞 | 폭 | 펠 | 팥 | 팥 | 팥 | 팥 | 팥 | 팥 | 팥 |   |
| 팥 | 펠 | 팥 | 팥 | 팥 | 팥 | 팥 | 팥 | 팥 | 팥 | 펠 | 펄 |   |
| 팥 | 펠 | 폴 | 펠 | 팥 | 폭 | 팥 | 퐆 | 펠 | 팥 | 픞 | 팥 |   |

**[ 매일의 단어 문제 ]**

차명, 차문, 착모, 착목, 찬물, 찬모, 찬미, 참말, 참망, 참모, 참묘, 찻물, 창문, 채무, 책망, 책무, 처마, 처무, 천마, 천막, 천만, 천명, 천문, 천민, 철망, 철모, 철물, 청명, 체면, 체모, 초목, 초미, 촉망, 촉매, 총명, 총무, 최면, 추모, 추문, 출마, 출몰, 충만, 취미, 측면, 치마, 치매, 친목, 침모, 침몰, 침묵 등 기타 다른 단어도 있습니다.

### 10-2 [ 기억력 _ 단어 짝지어 기억하기 ]

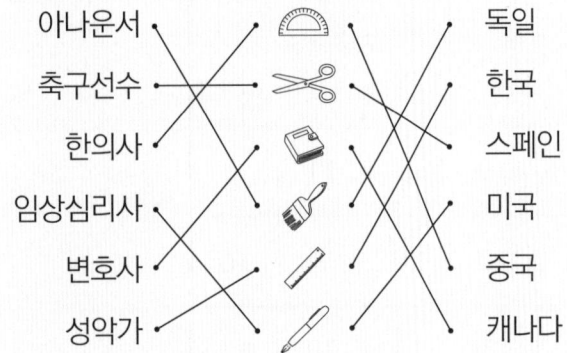

**[ 매일의 단어 문제 ]**

1. 비둘기
2. 까치
3. 앵무새
4. 딱따구리
5. 독수리
6. 공작새
7. 두루미
8. 갈매기
9. 칠면조
10. 제비

### 10-3 [ 시공간 능력 _ 도형 회전 ]

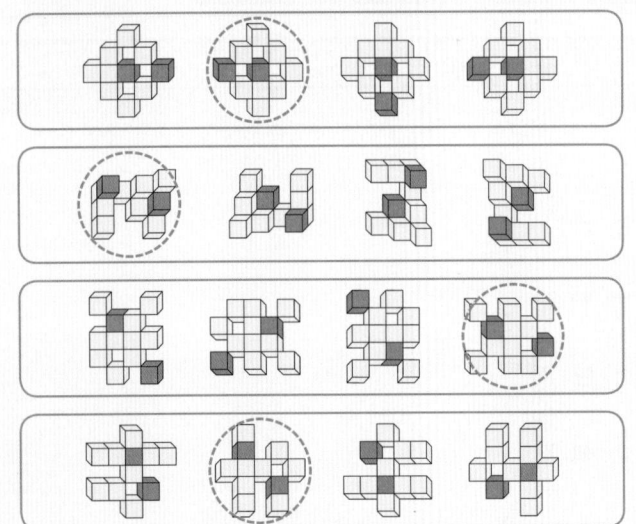

**[ 매일의 단어 문제 ]**

경과, 경비, 경일, 경제, 경하, 과목, 과일, 과제, 국경, 국비, 국일, 목제, 목하, 비경, 비목, 비하, 비행, 여경, 여과, 여비, 여제, 여하, 여행, 일과, 일비, 일행, 제국, 제목, 제비, 특과, 특제, 특행, 하경 등 기타 다른 단어도 있습니다.

**10-4** [ 계산력 _ 주사위 계산 ]

1. 13 + 46 − 52 = 7
2. (45 − 16) x 11 = 319
3. (65 ÷ 5) x 33 = 429
4. (44 x 21) − 562 = 362
5. 36 + 44 − (11 x 3) = 47
6. 61 − 32 + 134 = 163

[ 매일의 단어 문제 ]

차장, 차지, 차질, 착지, 찬장, 찬조, 참작, 참전, 참조, 찻잔, 찻집, 창자, 창작, 채점, 채집, 책자, 책장, 책정, 처자, 처제, 처지, 천장, 천재, 천지, 천직, 철재, 철저, 철제, 첨지, 청자, 청장, 청정, 청중, 체제, 체중, 체증, 체질, 초점, 촉진, 촌지, 총장, 총재, 최장, 최저, 최적, 최종, 추장, 추적, 추정, 추진, 축재, 축적, 축전, 축제, 축조, 출자, 출장, 출전, 출제, 충족, 취재, 취지, 측정, 치장, 치즈, 친절, 친정, 친족, 친지 등 기타 다른 단어도 있습니다.

---

**10-5** [ 전두엽 기능 _ 숫자 찾기 ]

| 20 | 1 | 10 | 17 | 4 | 12 | 5 | 4 | 8 | 16 |
|---|---|---|---|---|---|---|---|---|---|
| 3 | 3 | 2 | 15 | 5 | 17 | 4 | 9 | 7 | 19 |
| 14 | 5 | 9 | 13 | 3 | 2 | 20 | 9 | 14 | 14 |
| 13 | 6 | 18 | 15 | 3 | 3 | 4 | 5 | 8 | 10 |
| 13 | 19 | 13 | 6 | 7 | 17 | 12 | 17 | 8 | 9 |
| 19 | 8 | 5 | 2 | 1 | 12 | 1 | 19 | 7 | 16 |
| 13 | 15 | 2 | 7 | 10 | 6 | 19 | 2 | 11 | 1 |
| 9 | 4 | 14 | 12 | 10 | 16 | 17 | 20 | 7 | 16 |
| 18 | 18 | 1 | 5 | 6 | 16 | 11 | 14 | 20 | 11 |
| 20 | 10 | 18 | 11 | 15 | 6 | 11 | 15 | 12 | 18 |

[ 매일의 단어 문제 ]

1. 왜가리
2. 펭귄
3. 뻐꾸기
4. 파랑새
5. 타조
6. 홍학
7. 꾀꼬리
8. 기러기
9. 올빼미
10. 물총새

# [138페이지 - 유럽 문제 정답]

10주

[ 유럽 산맥 익히기 ]

[지도: 유럽 산맥 - 스칸디나비아 산맥, 알프스 산맥, 피레네 산맥, 우랄산맥, 발칸산맥]

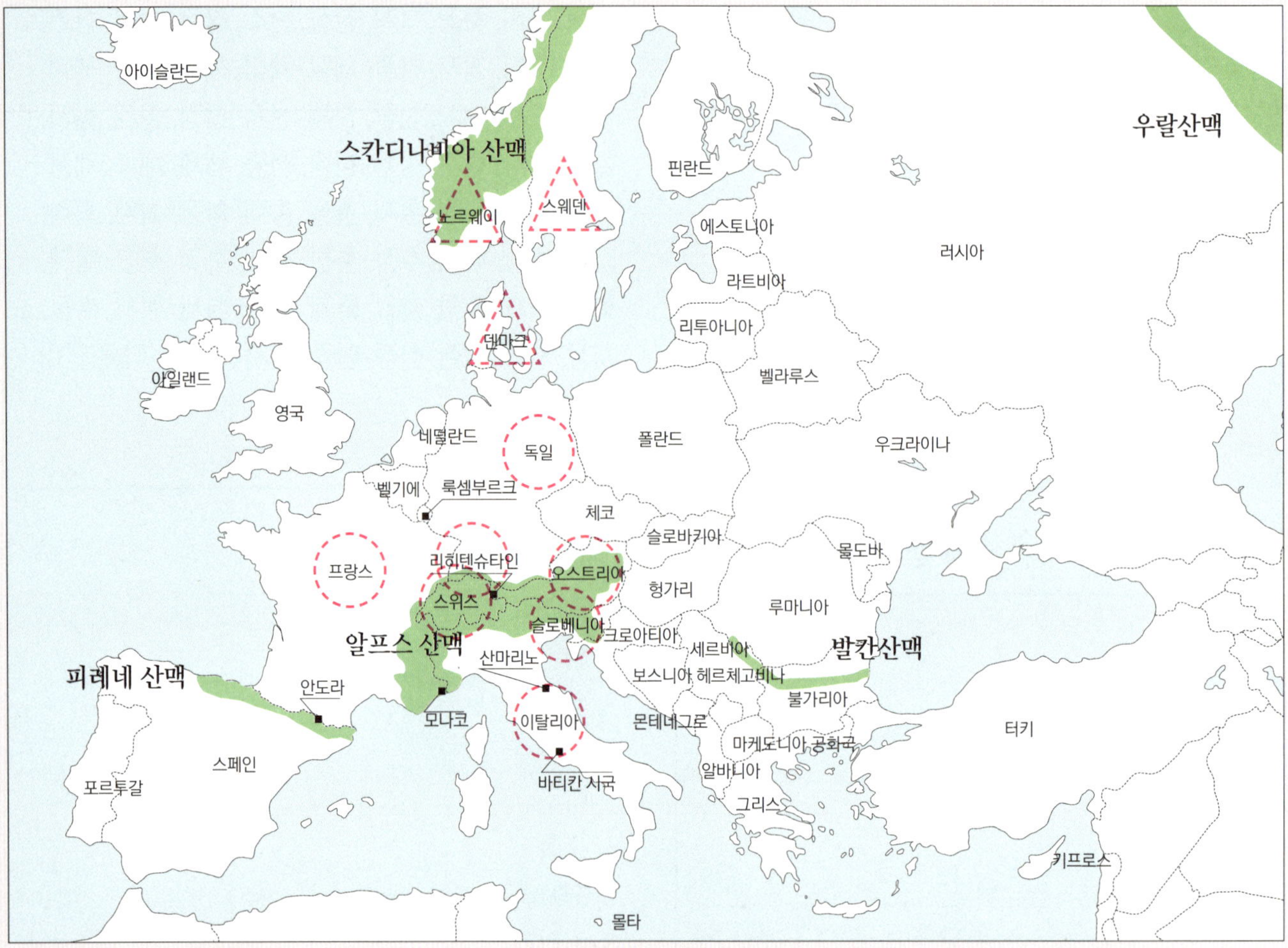

1. 스칸디나비아 산맥, 알프스 산맥, 피레네 산맥, 우랄 산맥, 발칸 산맥
2. 오스트리아, 슬로베니아, 이탈리아, 스위스, 리히텐슈타인, 독일, 프랑스
3. 노르웨이, 스웨덴, 덴마크
4. 몽블랑 (몽블랑은 알프스 산맥의 최고봉으로 높이 4,810m입니다.)

[ 지난주 복습 문제 _ 국기 색칠하기 ]

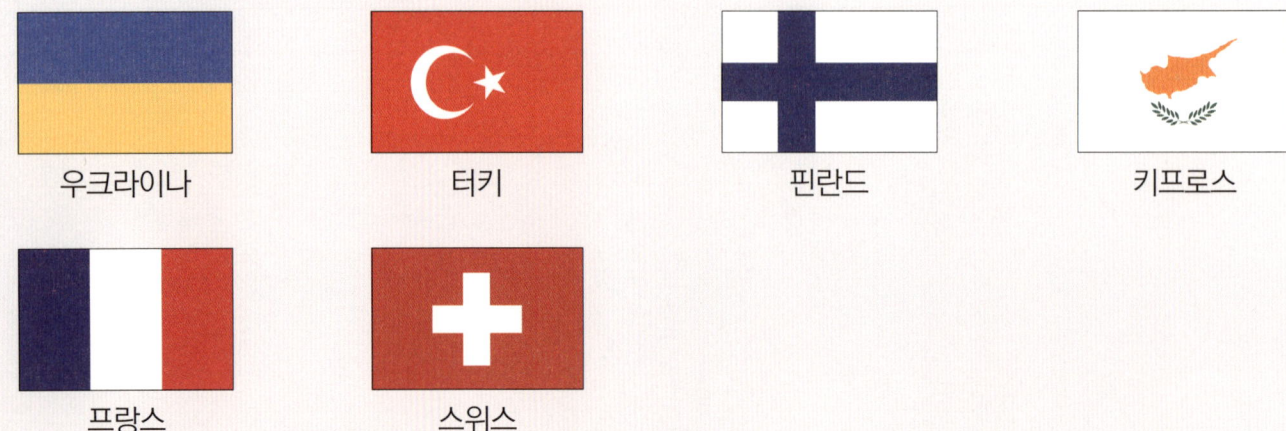

우크라이나 / 터키 / 핀란드 / 키프로스

프랑스 / 스위스

월요일

# 일주일 계획

이번 일주일을 생각하며 해야 할 일들을 정리해 보세요.

꼭 해야 할 일들 :

월 :

화 :

수 :

목 :

금 :

중요한 약속 / 만날 사람 :

재미난 계획 :

월요일

# 같은 글자 찾기

11-1

아래의 표 안에서 가로와 세로 중, 보기에 제시된 자음과 모음 순서대로 되어있는 것을 모두 찾아 동그라미 표시하세요. 대각선은 제외하며, 정답은 예시 포함하여 총 15개입니다.

보기 = ㄷ ㅗ ㅅ ㅣ

| ㄷ | ㅗ | ㅈ | ㅣ | ㄷ | ㅓ | ㅈ | ㅣ | ㅡ | ㅓ | ㄷ | ㅗ | ㅅ |
|---|---|---|---|---|---|---|---|---|---|---|---|---|
| ㄷ | ㅗ | ㅅ | ㅣ | ㅗ | ㄷ | ㅗ | ㄷ | ㅣ | ㄷ | ㅗ | ㅅ | ㅣ |
| ㄷ | ㅗ | ㄷ | ㅅ | ㅣ | ㅗ | ㄷ | ㅗ | ㅂ | ㅑ | ㅅ | ㅑ | ㅈ |
| ㅗ | ㄷ | ㅗ | ㅣ | ㄷ | ㅅ | ㅏ | ㅅ | ㅣ | ㄷ | ㅣ | ㅣ | ㄷ |
| ㄷ | ㅗ | ㅅ | ㅣ | ㅗ | ㅣ | ㄷ | ㅣ | ㅅ | ㄷ | ㅗ | ㅅ | ㅣ |
| ㅗ | ㅎ | ㅣ | ㅓ | ㅇ | ㅗ | ㄹ | ㅣ | ㅁ | ㅜ | ㅈ | ㅣ | ㅎ |
| ㅅ | ㅓ | ㄹ | ㅗ | ㅅ | ㄷ | ㄷ | ㅗ | ㅅ | ㅣ | ㄷ | ㅗ | ㄷ |
| ㅣ | ㅇ | ㅗ | ㅅ | ㄷ | ㅗ | ㅂ | ㅓ | ㅈ | ㅣ | ㄹ | ㄷ | ㅗ |
| ㄷ | ㅗ | ㅅ | ㄷ | ㅗ | ㅅ | ㅣ | ㅈ | ㅓ | ㄱ | ㅣ | ㅗ | ㅅ |
| ㄷ | ㅗ | ㅅ | ㅣ | ㅈ | ㅣ | ㄱ | ㅣ | ㄴ | ㄷ | ㅗ | ㅅ | ㅓ |
| ㅗ | ㅁ | ㅗ | ㅈ | ㅣ | ㄷ | ㅗ | ㅛ | ㄷ | ㅗ | ㅅ | ㅣ | ㅣ |

---

**매일의 단어 문제** | 다음의 초성으로 만들 수 있는 단어를 20개 이상 적어 보세요.

[ㅊ ㅂ] 초보,

화요일

# 컬러링 활동

그림의 선을 따라 그려보고 다양한 색상으로 색칠해 보세요.

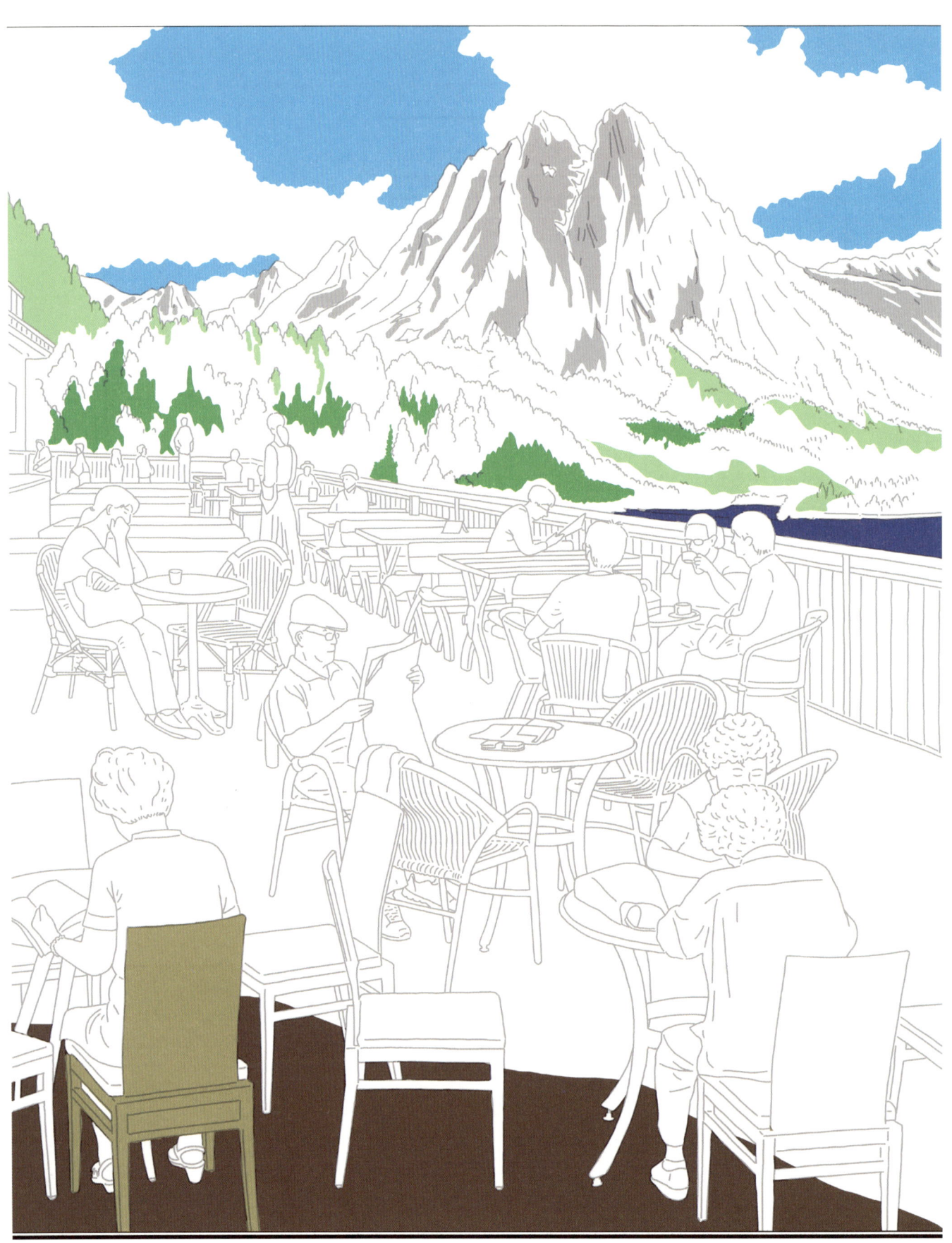

# 규칙 찾아 숫자 기억하기

표 안의 가로와 세로에 일정한 규칙이 있습니다. 어떤 규칙이 있을까요? 규칙을 가능한 많이 찾아 적어 보고, 숫자들을 기억해 보세요.

왼쪽 숫자판을 종이로 가리고, 앞에서 찾았던 규칙을 바탕으로 숫자들을 머릿속으로 떠올려 보세요. 가장 큰 숫자부터 순서대로 네모 안에 적어 보세요.

| 22 | 26 | 30 | 34 |
|---|---|---|---|
| 33 | 39 | 45 | 51 |
| 44 | 52 | 60 | 68 |
| 55 | 65 | 75 | 85 |

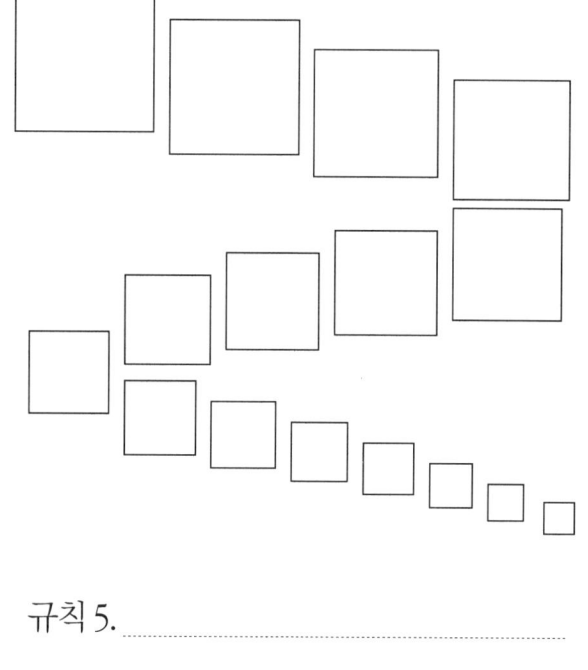

규칙 1.

규칙 2.

규칙 3.

규칙 4.

규칙 5.

규칙 6.

규칙 7.

규칙 8.

**매일의 단어 문제** | 다음 제시된 초성을 보고 나무 이름을 맞혀 보세요.

〈예시〉 ㅅㅅㄹ 나무 → 상수리 나무

1. ㄷㅂ 나무

2. ㄷㅍ 나무

3. ㅃ 나무

4. ㄱㅁㅂ 나무

5. ㅁㅌㅅㅘㅇㅇ

6. ㄱㄹ쇠 나무

7. ㅈㄸ 나무

8. ㅇㅎ 나무

9. ㅂㄷ 나무

10. ㄴㅌ 나무

수요일

# 나덕렬 교수의 뇌미인 이야기

## 무릎, 허리가 아프셔도 운동은 해야 합니다 (1)

다음은 자기 신체를 이용한 간단한 운동으로서, 무릎 통증, 허리 통증이 있는 분들도 할 수 있습니다. 추운 겨울에 실내에서 할 수도 있고 TV를 보면서도 할 수 있습니다. 아침 먹기 전 한 번, 저녁 먹기 전 한 번, 하루에 모두 두 번 하면 좋습니다.

| 동작 | 설명 |
|---|---|
|  | **고관절 앞쪽 근육, 복부 근육을 강화하기 위한 운동입니다.**<br>1. 바로 누운 자세에서 한쪽 다리는 무릎을 90도 구부리고 발바닥을 바닥에 고정시킵니다.<br>2. 반대 다리는 무릎을 펴고 바닥에서 발목은 90도 유지한 상태에서 반대편 허벅지까지 다리를 들어 올려줍니다.<br>[ 15회20회 3번 반복합니다. ]<br>* 주의사항: 다리를 내릴 때 허리가 떨어지지 않도록 유지 합니다. |
|  | **고관절의 옆쪽 근육, 복부 근육을 강화하기 위한 운동입니다.**<br>1. 옆으로 누운 상태에서 위쪽 다리를 천장을 향해 위로 들어줍니다.<br>2. 동작을 하는 동안 발목은 90도 유지한 상태에서 골반이 틀어지지 않도록 합니다.<br>[ 15-20회 3번 반복합니다. ]<br>* 주의사항: 동작 시행하는 동안 골반은 중립을 유지하고 허리를 아치나 편평하게 만들면 안 됩니다. |
|  | **고관절 안쪽 근육, 복부 근육을 강화하기 위한 운동입니다.**<br>1. 옆으로 누워 다리를 바닥에 붙입니다. 고관절과 무릎관절을 펴고, 골반은 중립을 유지합니다.<br>2. 위쪽 다리 무릎을 굽히고 발바닥은 바닥을 지지한 상태에서 반대 다리 발목은 90도를 유지하고 다리를 천장 쪽으로 들어줍니다.<br>[ 15-20회 3번 반복합니다. ]<br>* 주의사항: 동작 시행하는 동안 골반은 중립을 유지합니다. |

| 동작 | 설명 |
|---|---|
|  | **고관절 뒤쪽 근육을 강화하기 위한 운동입니다.**<br>1. 다리를 곧게 펴고 엎드립니다.<br>2. 한쪽 다리를 발목 90도 유지한 상태에서 천장 쪽으로 들어줍니다.<br>[ 15-20회 3번 반복 합니다. ]<br>* 주의사항: 다리는 골반이 흔들리지 않게 안정된 상태에서 충분히 들어줍니다. |
|  | **고관절의 안쪽 근육을 강화하기 위한 운동입니다.**<br>1. 바로 누운 상태에서 다리는 골반 넓이로 벌리고 무릎을 90도 구부려 줍니다.<br>2. 무릎 사이에 탱탱볼을 넣어주고 공을 무릎 안쪽의 힘으로 모아 줍니다.<br>[ 10초씩 10번 반복합니다. ]<br>* 주의사항: 공을 손으로 당겼을 때 빠지지 않을 정도의 강도로 모아 줍니다. |
|  | **하체 근육을 강화하기 위한 운동입니다.**<br>1. 뒷머리, 등과 엉덩이를 벽에 기대고 발은 벽을 기준으로 한 보폭 앞에 어깨 넓이로 위치합니다.<br>2. 벽에서 미끄러져 내려간다는 느낌으로 양 무릎이 90도까지 내려갑니다.<br>[ 10-15회 3번 반복합니다. ]<br>* 주의사항: 무릎이 안쪽으로 모이지 않게 하고 굽혔을 때 무릎이 발 앞으로 나오지 않도록 합니다. 무릎 통증이 발생하면 아프기 전 지점을 운동 범위로 정합니다. 서서히 범위를 늘려 갑니다. |

운동요법감수 : 최동균 (경희대학교) / 변천혁 (더블에이퍼스널트레이닝)

# 위에서 본 모양

**시공간 능력**

왼쪽에 블록들이 쌓여 있습니다. 블록들을 위에서 내려다봤을 때 어떻게 보일지 생각해 보고, 오른쪽 빈칸에 그 모양대로 색칠해 보세요.

예시) ↓위

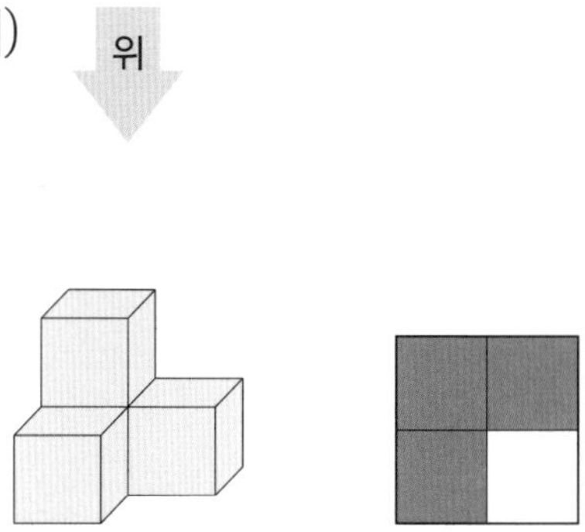

문제 1 ↓위

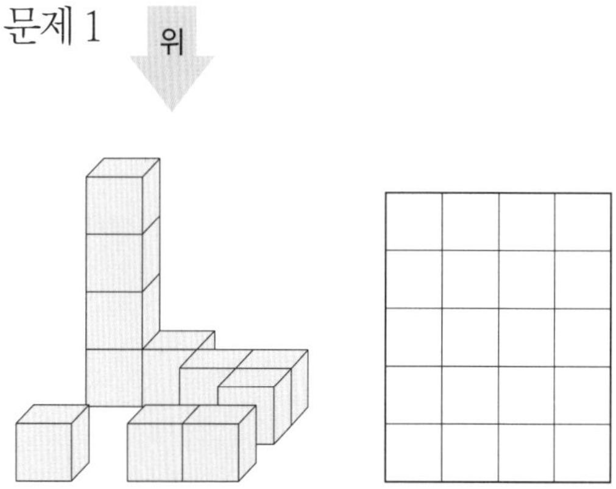

문제 2 ↓위

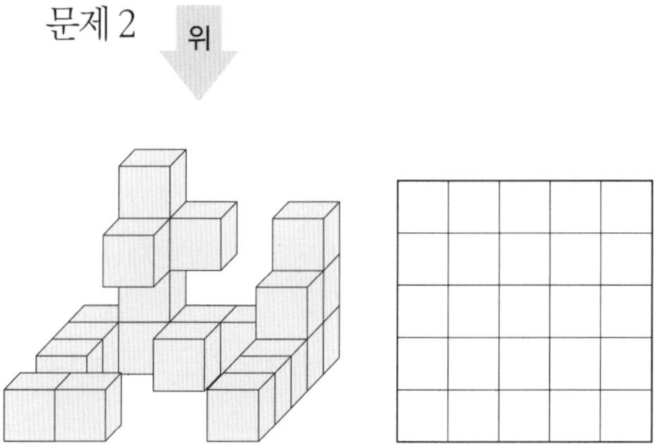

문제 3 ↓위

---

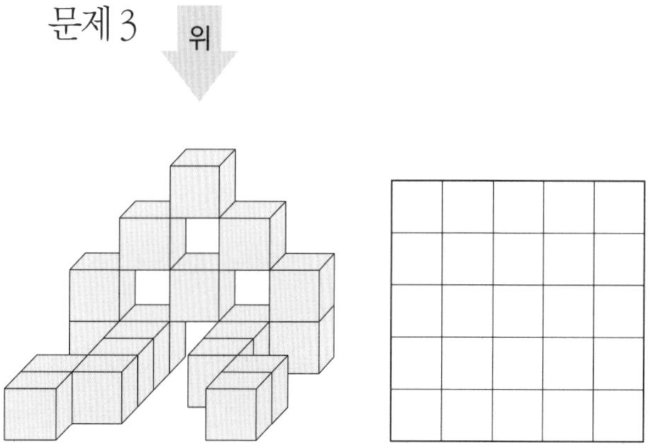

**매일의 단어 문제** | 두 글자씩 짝을 지어 단어를 만들어 보세요. (글자는 중복해서 사용해도 됩니다)

| 소 |   | 기 |   | 음 |
|---|---|---|---|---|
|   | 제 |   | 화 |   |
| 원 |   |   |   | 명 |
|   | 목 |   | 면 |   |
| 현 |   | 종 |   | 라 |

화음

목요일

# 유럽의 재미있는 상식 이야기 1

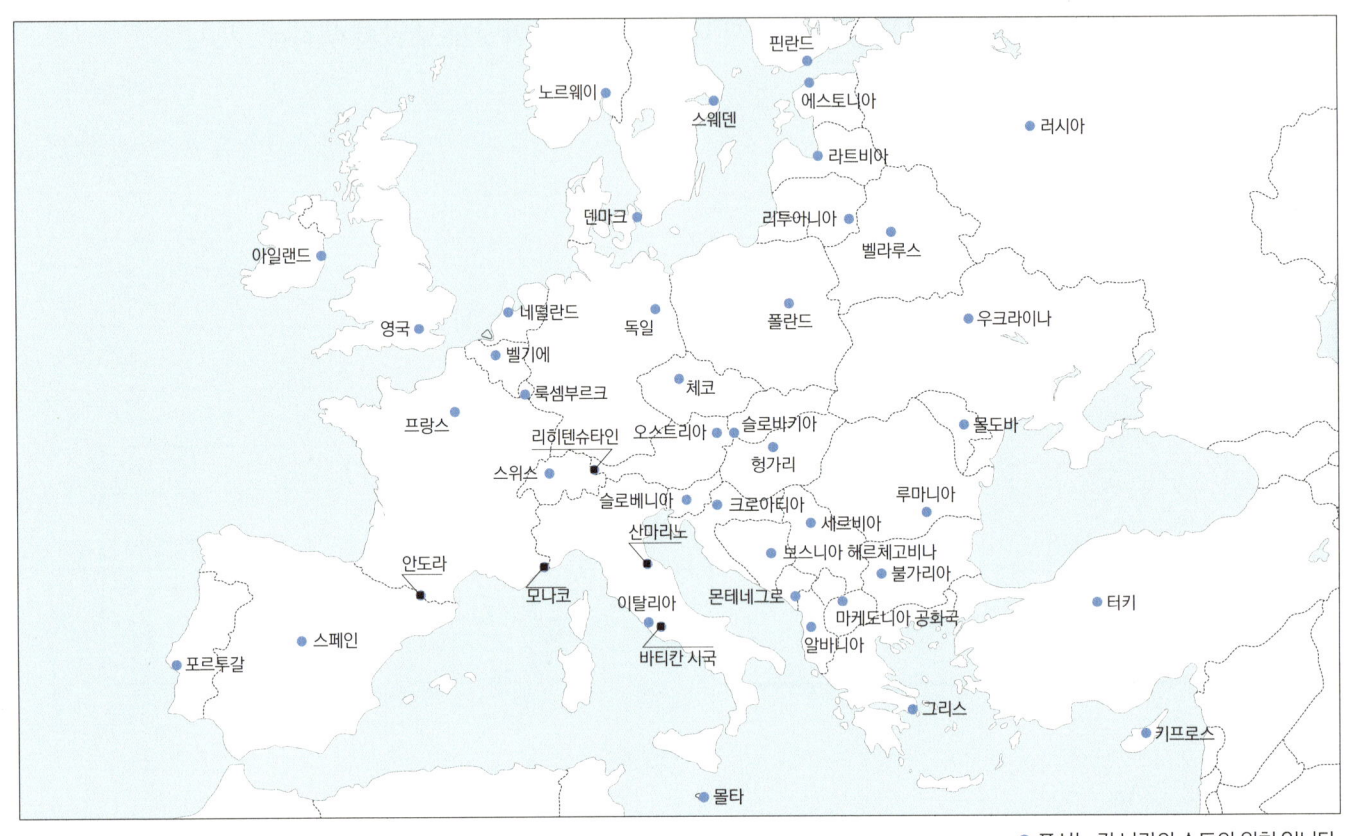

● 표시는 각 나라의 수도의 위치 입니다.

1. 유럽 국가 중 면적이 가장 큰 나라가 어디인지 예상하여 적어보고, 지도 위에 노랑색으로 색칠해 보세요.

2. 유럽 국가 중 면적이 가장 작은 나라가 어디인지 예상하여 적어 보고, 지도 위에 동그라미로 표시해 보세요.

3. 유럽 국가 중 인구가 가장 많은 나라는 러시아(약 142,423,773명)입니다. 그렇다면 두 번째로 인구가 많은 나라는 어디일까요? 생각한 나라 이름을 적고, 지도 위에 연두색으로 색칠해 보세요.

4. 행복 지수가 가장 높은 나라는 어느 나라일까요? 예상되는 나라 이름을 적고, 지도 위에 분홍색으로 색칠해 보세요.

5. 국내총생산(GDP) 지수가 가장 높은 3개 나라를 생각하여 적어보고, 그 나라를 찾아 지도 위에 빗금으로 표시해 보세요.

| 지난주 복습 문제 | 알프스 산맥에 인접한 7개국의 이름을 모두 적어 보세요. |

1. ㅇㅅㅌㄹㅇ  →
2. ㅅㄹㅂㄴㅇ  →
3. ㅇㅌㄹㅇ  →
4. ㅍㄹㅅ  →
5. ㅅㅇㅅ  →
6. ㄷㅇ  →
7. ㄹㅎㅌㅅㅌㅇ  →

# 암호 계산

아래 표와 같이 자음과 모음마다 숫자가 정해져 있습니다. 정해진 숫자를 대입하여 계산해 보세요.
두 개의 자음과 모음이 연달아 붙어 있으면 두 자리 숫자, 세 개가 연달아 붙어 있으면 세 자리 숫자가 됩니다.

| ㄱ | ㅏ | ㄴ | ㅑ | ㄷ | ㅓ | ㄹ | ㅕ | ㅁ | ㅗ |
|---|---|---|---|---|---|---|---|---|---|
| 0 | 1 | 2 | 3 | 4 | 5 | 6 | 7 | 8 | 9 |

예시)　ㅏㄱ × ㄴ =　　　　　ㅏㄴㄴ ÷ ㄴ =
　　　 10 × 2 = 20　　　　 122 ÷ 2 = 61

1. ㄷㅓ + ㄹㅕ + ㄷㅕ =

2. ㅁㅗ + ㅏㅓㅕ - ㄴㅑ =

3. ㅕㅏ - ㅑㅗ + ㄷㄹ =

4. (ㄴㄱㄱ ÷ ㄷㄱ) × ㄹㅁ =

5. (ㅏㅑㅓ ÷ ㅗ) + ㄷㅑ - ㅑㅏ =

6. ㅁㅁ + ㄴㄴ + ㄹㄱ - ㅏㅑㅏ =

7. (ㅓㄹ ÷ ㄷ) × ㄹㄴ × ㅏㄱ =

8. ㅕㅁ - ㅏㅗ - ㅑㅓ + ㅕㅕ =

9. (ㄴㅑ × ㄹ) - ㅗㅗ + ㄷㅏ =

10. ㅑㅏㅕ - ㄹㅓ + ㅗㅁ - ㄷㄱ =

11. (ㅏㅑㅕ ÷ ㅓ) + ㄹㅕ - ㄴㅗ =

12. (ㄹㅏ × ㅏㄴ) - ㅏㅏㅗ =

---

**매일의 단어 문제** | 다음의 초성으로 만들 수 있는 단어를 20개 이상 적어 보세요.

[ ㅊ ㅎ ] 체험,

금요일

# 일주일 정리

이번 한 주 내가 한 일들을 떠올려 보세요. 기억력 향상에 많은 도움이 됩니다.

월 : 
화 : 
수 : 
목 : 
금 : 

이번 주 만난 사람 :

## 나의 긍정 점수

지난 한 주 만난 사람, 주위 사람들을 떠올리고 한 사람씩 평가해 보세요.
그 평가가 바로 당신의 긍정 정도를 말해 줍니다.

대상 |

점수 |
(100점 만점)

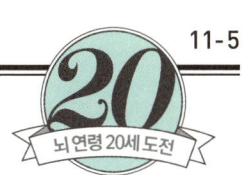

# 도형 추론

도형을 잘 보고 빈 칸에 들어갈 알맞은 것을 아래 보기에서 찾아 보세요.

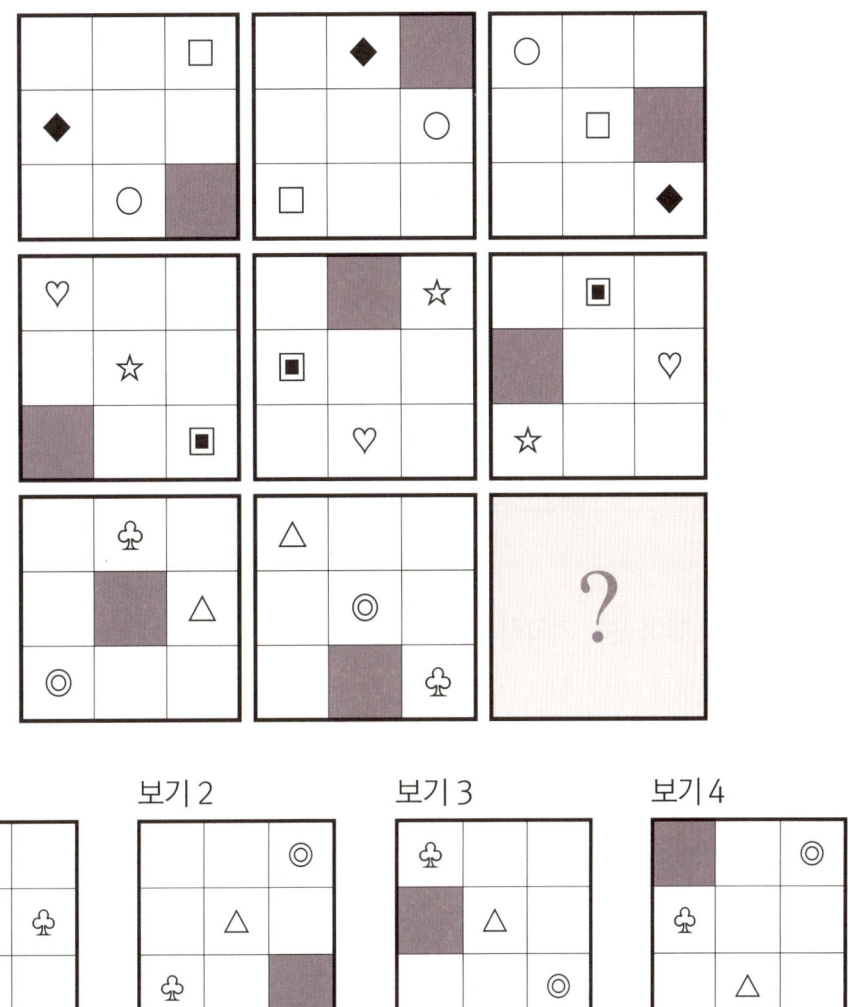

| **매일의 단어 문제** | 다음 제시된 초성을 보고 나무 이름을 맞혀 보세요. |
|---|---|

〈예시〉 ㅅㅅ리ㄴ무 → 상수리 나무

1. ㅊ 백 나무
2. ㅅ ㄷ 배 나무
3. ㅅ 과 나무
4. ㄱ 솔
5. ㅂ ㅁ 나무
6. 회 ㅇ ㅁ
7. ㅇ 갈 나무
8. ㅁ ㄱ 나무
9. ㅈ ㅈ 나무
10. ㅍ 백 나무

11주 [정답]

### 11-1 [주의집중력 _ 같은 글자 찾기]

| ㄷ | ㅗ | ㅈ | ㅣ | ㄷ | ㅓ | ㅈ | ㅣ | ㅡ | ㅓ | ㄷ | ㅗ | ㅅ |
|---|---|---|---|---|---|---|---|---|---|---|---|---|
| ㄷ | ㅗ | ㅅ | ㅣ | ㅗ | ㄷ | ㅗ | ㄷ | ㅣ | ㄷ | ㅗ | ㅅ | ㅣ |
| ㄷ | ㅗ | ㄷ | ㅅ | ㅣ | ㅗ | ㄷ | ㅗ | ㅂ | ㅑ | ㅅ | ㅑ | ㅈ |
| ㅗ | ㄷ | ㅗ | ㅣ | ㄷ | ㅅ | ㅏ | ㅅ | ㅣ | ㄷ | ㅣ | ㅣ | ㄷ |
| ㄷ | ㅗ | ㅅ | ㅣ | ㅗ | ㅣ | ㄷ | ㅣ | ㅅ | ㄷ | ㅗ | ㅅ | ㅣ |
| ㅗ | ㅎ | ㅣ | ㅓ | ㅇ | ㅗ | ㄹ | ㅣ | ㅁ | ㅜ | ㅈ | ㅣ | ㅎ |
| ㅅ | ㅓ | ㄹ | ㅗ | ㅅ | ㄷ | ㄷ | ㅗ | ㅅ | ㅣ | ㄷ | ㅗ | ㄷ |
| ㅣ | ㅇ | ㅗ | ㅅ | ㄷ | ㅂ | ㅓ | ㅈ | ㅣ | ㄹ | ㄹ | ㅗ | |
| ㄷ | ㅗ | ㅅ | ㄷ | ㅗ | ㅅ | ㅣ | ㅈ | ㅓ | ㄱ | ㅣ | ㅗ | ㅅ |
| ㄷ | ㅗ | ㅅ | ㅣ | ㅈ | ㅣ | ㄱ | ㅣ | ㄴ | ㄷ | ㅗ | ㅅ | ㅓ |
| ㅗ | ㅁ | ㅗ | ㅈ | ㅣ | ㄷ | ㅗ | ㅛ | ㄷ | ㅗ | ㅅ | ㅣ | ㅣ |

[매일의 단어 문제]

차별, 차분, 착복, 찬반, 찬밥, 찰밥, 참배, 참변, 참빗, 채비, 책방, 책보, 처방, 처벌, 처분, 천박, 천벌, 철벽, 철분, 첨병, 첩보, 첫발, 청부, 체벌, 체불, 초반, 초밥, 초벌, 초병, 초보, 초복, 초본, 초봄, 초빙, 촌부, 촛불, 추분, 축배, 축복, 춘분, 출범, 출분, 치부, 친분, 칠보, 침범 등 기타 다른 단어도 있습니다.

### 11-2 [기억력 _ 규칙 찾아 숫자 기억하기]

- 규칙1. 1열 아래로 갈수록 11씩 커짐(11의 배수)
- 규칙2. 2열 아래로 갈수록 13씩 커짐(13의 배수)
- 규칙3. 3열 아래로 갈수록 15씩 커짐(15의 배수)
- 규칙4. 4열 아래로 갈수록 17씩 커짐(17의 배수)
- 규칙5. 1행 오른쪽으로 갈수록 4씩 커짐(2의 배수)
- 규칙6. 2행 오른쪽으로 갈수록 6씩 커짐(3의 배수)
- 규칙7. 3행 오른쪽으로 갈수록 8씩 커짐(4의 배수)
- 규칙8. 4행 오른쪽으로 갈수록 10씩 커짐(5의 배수)

[큰 숫자 순서]
85-75-68-65-60-55-52-51-45-44-39-34-33-30-26-22

[매일의 단어 문제]

1. 동백나무
2. 단풍나무
3. 뽕나무
4. 가문비나무
5. 메타세콰이아
6. 고로쇠나무
7. 쥐똥나무
8. 은행나무
9. 버드나무
10. 느티나무

### 11-3 [시공간 능력 _ 위에서 본 모양]

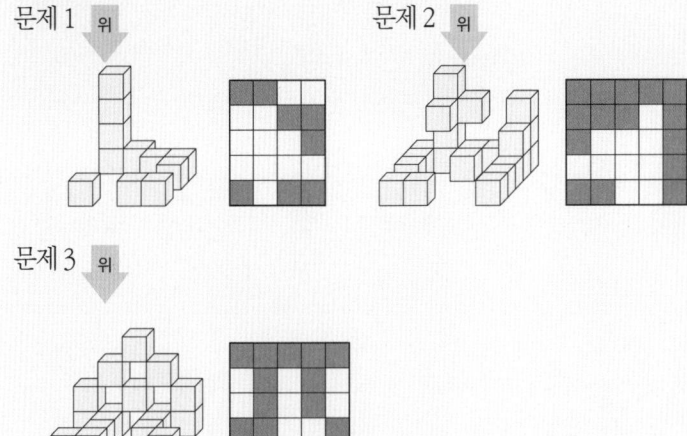

문제 1, 문제 2, 문제 3

[ 매일의 단어 문제 ]

기면, 기명, 기소, 기원, 기제, 기종, 기화, 라면, 면소, 면제, 명기, 명목, 명소, 명제, 명화, 목기, 목화, 소라, 소면, 소명, 소원, 소음, 소제, 소화, 원기, 원명, 원목, 원소, 원음, 원제, 음기, 음소, 음원, 제기, 제명, 제목, 제소, 종기, 종목, 현기, 현명, 현소, 화기, 화면, 화목, 화소, 화음, 화제 등 기타 다른 단어도 있습니다.

### 11-4 [ 계산력 _ 암호 계산 ]

1. 45 + 67 + 47 = 159
2. 89 + 157 − 23 = 223
3. 71 − 39 + 46 = 78
4. (200 ÷ 40) x 68 = 340
5. (135 ÷ 9) + 43 −31 = 27
6. 88 + 22 + 60 − 131 = 39
7. (56 ÷ 4) x 62 x 10 = 8680
8. 78 − 19 − 35 + 77 = 101
9. (23 x 6) − 99 + 41 = 80
10. 317 − 65 + 98 − 40 = 310
11. (115 ÷ 5) + 67 − 29 = 61
12. (61 x 12) − 119 = 613

[ 매일의 단어 문제 ]

차후, 착혈, 착화, 찬합, 찰흙, 참호, 참화, 참회, 창해, 창호, 채혈, 처형, 천하, 천황, 철학, 철회, 첫해, 청혼, 청홍, 체한, 체현, 체형, 초혼, 총합, 총화, 총회, 최하, 최후, 추행, 추호, 추후, 축하, 춘화, 출하, 출항, 출혈, 충효, 취하, 취학, 취항, 취향, 치하, 치한, 치환, 친형, 친화, 칠흑, 침하, 침해, 칭호 등 기타 다른 단어도 있습니다.

### 11-5 [ 전두엽 기능 _ 도형 추론 ]

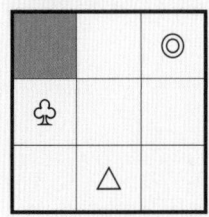

보기 4 : 총 9개의 박스 중에, 가로줄에 위치한 박스 안의 모양은 오른쪽 박스로 이동할수록 각각의 모양이 오른쪽 방향으로 한 칸 씩 이동하며, 이전 칸과 겹치지 않게 위치합니다. 또한, 세로줄의 박스와 비교했을 때도 모양의 위치가 겹치지 않습니다. 그리고 색깔 칸은 전체 박스에서 봤을 때 작은 9칸에 겹치지 않게 위치합니다. 따라서, 물음표 박스 안에는 △, ◎, ♣ 모양이 직전 박스에서 오른쪽으로 한 칸씩 이동하며, 이전의 위치와 겹치지 않도록 합니다. 또한, 위의 세로줄 박스와 비교했을 때도 모양이 모두 다른 위치에 있어야 합니다. 또한 색깔 칸은 나머지 8개의 박스 안에 위치한 색깔 칸을 뺀 나머지에 위치해야 합니다. 정답은 보기 4번입니다.

[ 매일의 단어 문제 ]

1. 측백나무
2. 산돌배나무
3. 사과나무
4. 곰솔
5. 비목나무
6. 회양목
7. 잎갈나무
8. 모과나무
9. 자작나무
10. 편백나무

11주 [ 152페이지 - 유럽 문제 정답 ]

[ 유럽의 재미있는 상식 이야기 1 ]

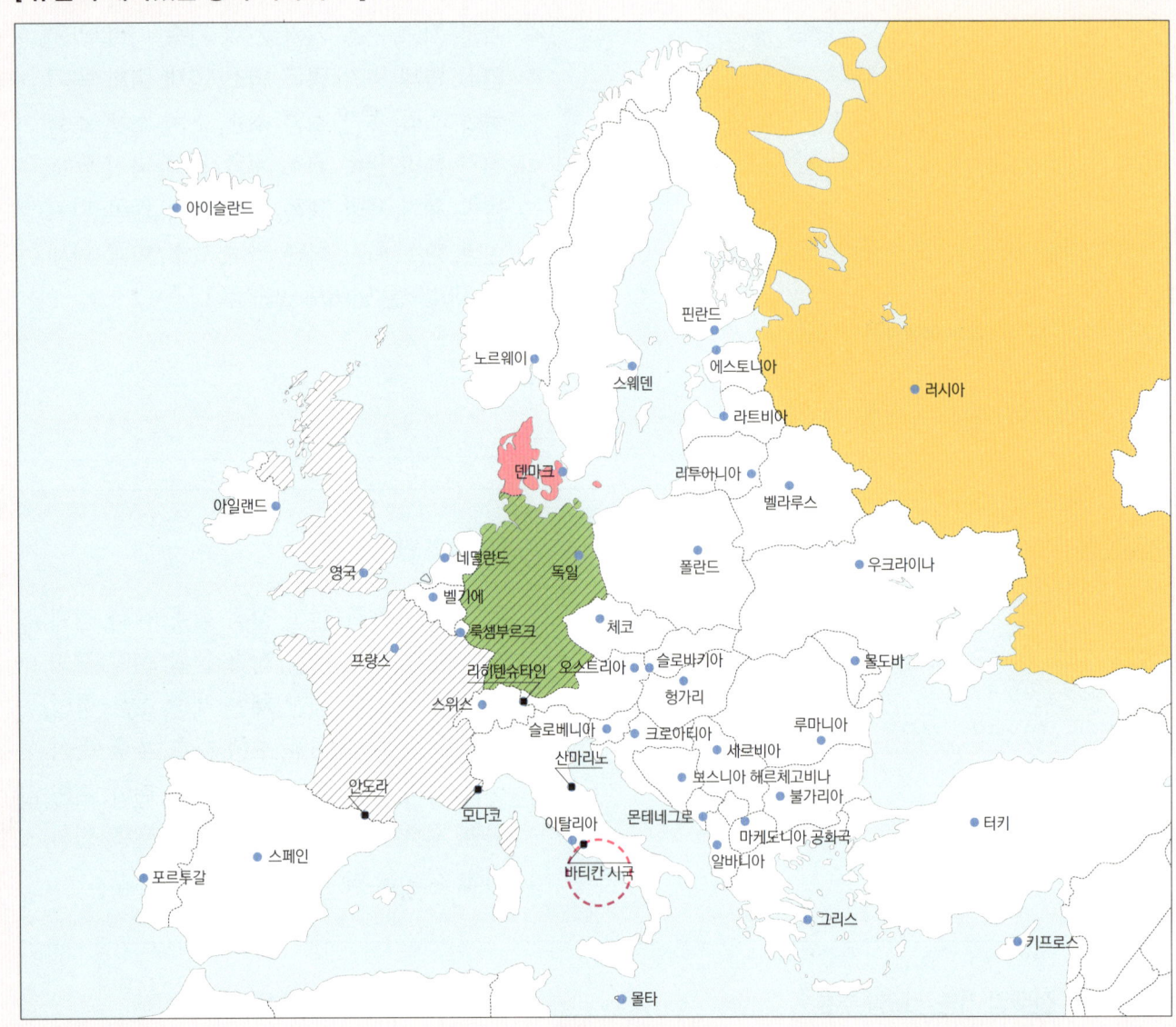

● 표시는 각 나라의 수도의 위치 입니다.

1. **러시아** 17,098,242㎢ 세계1위

2. **바티칸 시국**
   이탈리아의 로마 시내에 위치하고 있으며, 국경 역할을 하는 장벽으로 둘러싸인 영역으로 이루어져 있는 내륙국이자 도시국가입니다. 바티칸 시는 0.44㎢의 면적에 약 400명 정도의 인구를 지닙니다.

3. **독일**
   1위 : 러시아(약 142,423,773명)
   2위 : 독일(약 80,996,685명)
   3위 : 프랑스(약 66,259,012명)

4. **덴마크**

행복지수는 국내총생산, 기대수명, 부패지수, 사회복지 수준 등에 따라 선정합니다. 유엔이 발표한 '2016년 세계 행복 보고서'에 따르면 157개 조사 대상 국가 중 덴마크가 가장 행복한 나라로 선정됐습니다. 스위스, 아이슬란드, 노르웨이, 핀란드, 캐나다, 네덜란드, 뉴질랜드, 호주, 스웨덴 등이 상위 10개국에 올랐고, 우리나라는 58위에 올랐습니다.

5. **독일, 영국, 프랑스** (2016년 IMF 기준 출처)
   1위 독일 3조 4,678억
   2위 영국 2조 7,610억
   3위 프랑스 2조 4,648억

**[ 지난주 복습 문제 _ 알프스 산맥에 인접한 국가 ]**

| | | | | |
|---|---|---|---|---|
| 1. ㅇㅅㅌㄹㅇ | ➡ 오스트리아 | | 5. ㅅㅇㅅ | ➡ 스위스 |
| 2. ㅅㄹㅂㄴㅇ | ➡ 슬로베니아 | | 6. ㄷㅇ | ➡ 독일 |
| 3. ㅇㅌㄹㅇ | ➡ 이탈리아 | | 7. ㄹㅎㅌㅅㅌㅇ | ➡ 리히텐슈타인 |
| 4. ㅍㄹㅅ | ➡ 프랑스 | | | |

월요일

# 일주일 계획

이번 일주일을 생각하며 해야 할 일들을 정리해 보세요.

꼭 해야 할 일들 :

월 :

화 :

수 :

목 :

금 :

중요한 약속 / 만날 사람 :

재미난 계획 :

# 머릿속 한글 세상

속담의 앞부분과 뒷부분이 제시되어있습니다. 속담의 전체를 머릿속으로 떠올리고 글자 안에 가로선이 몇 개 있는지 찾아 보세요.

예시) 누워서 ➡ ( 15 개 )

**누워서 침 뱉기**

문제 1. **가랑비에** _____ 모른다 ➡ ( 개 )

문제 2. **까마귀** _____ 진다 ➡ ( 개 )

문제 3. **낫 놓고** _____ 모른다 ➡ ( 개 )

문제 4. **지렁이도** _____ 한다 ➡ ( 개 )

문제 5. **원수는** _____ 만난다 ➡ ( 개 )

---

**매일의 단어 문제** | 다음의 초성으로 만들 수 있는 단어를 20개 이상 적어 보세요.

[ ㅎ ㄱ ] 학교,

화요일

# 최근 일주일 '뇌미인' 활동

( 진인사 대천명 / PASCAL )

## 진 땀나게 운동하고 : PHYSICAL ACTIVITY

약간 숨이 찰 정도로 일주일에 3번 이상 유산소 운동(걷기, 달리기, 수영, 자전거 타기 등)을 한다.
추가로 근력운동, 스트레칭, 요가를 하면 더 좋다.

• 지난 일주일 간 평균 운동 횟수는?

안했다　　　　　1~2번　　　　　3번 이상

## 인 정사정없이 담배 끊고 : ANTI-SMOKING

담배를 피우면 피가 끈적끈적 해져서 뇌혈관이 잘 막힘. 절대 피우지 말아야 함!

• 지난 일주일 간 담배 피운 횟수는?

하루 10개피 이상　　하루 10개피 이하　　전혀 피우지 않았다

## 사 회활동과 긍정적인 사고를 많이 하고 : SOCIAL ACTIVITY

마음에 맞는 사람들과 자주 만나고 대화하며, 지역사회의 다양한 사회활동에 참여한다.

• 지난 일주일 간 사람들과 만난 횟수는?

전혀 안 만났다　　　1~2번　　　　　3번 이상

## 대 뇌 활동을 적극적으로 하고 : COGNITIVE ACTIVITY

말하기, 글쓰기, 토론하기, 발표하기, 독서하기, 새로운 것 배우기(외국어, 스마트폰 사용법),
강의듣기 등 적극적으로 머리쓰는 활동을 한다.

• 하루 평균 독서 및 공부한 시간은?

전혀 안 했다　　　30분 이상　　　60분 이상

## 천 박하게 술 마시지 말고 : ALCOHOL IN MODERATION

과음과 폭음은 인지장애에 걸릴 확률을 1.7배나 높인다. 마시더라도 일주일에 1잔 3회 이하로 줄인다.
(1잔 : 맥주는 맥주잔, 소주는 소주잔, 양주는 양주잔)

• 지난 일주일 간 마신 술의 양은?

8잔 이상　　　　4~7잔　　　　　3잔 이하

## 명 을 연장하는 식사를 하라 : LEAN BODY MASS AND HEALTHY DIET

비만이 되지 않도록 식사량을 조절하고, 채소, 과일, 견과류, 두부, 계란, 생선, 닭가슴살, 우유 또는 두유, 현미밥 등
균형 잡힌 건강한 식사와 물을 충분히 섭취하면서 수면에 문제가 없는 한 차를 마시면 좋다.

• 체중 : (　　　kg) / 책의 마지막 페이지를
　참고해서 비만도를 체크해본다.

　　　　저체중　　　표준　　　　과체중　　　　비만
BMI　18.5 미만　　18.5~23　　23 이상　　　25 이상

# 이번 달의 중요한 일정 기억하기

아래 표 안에 색깔 칸마다 숫자를 기입하여 이번 달 달력을 만들어 보세요.
이번 달의 중요한 일정을 기억하여 해당 날짜 밑에 적어 보세요.

1. 가족 생일이 있다면 며칠이고, 누구의 생일인가요?
2. 정기적인 가족, 친구 모임은 언제인가요?
3. 운동은 일주일에 몇 번, 무슨 요일에 하나요?
4. 노래, 댄스, 악기, 인지훈련 등 정기적으로 하는 활동은 무슨 요일에 하나요?
5. 주말에 있었던 기억에 남는 행사를 적어 보세요.

년    월

| 일 | 월 | 화 | 수 | 목 | 금 | 토 |
|---|---|---|---|---|---|---|
|   |   |   |   |   |   |   |
|   |   |   |   |   |   |   |
|   |   |   |   |   |   |   |
|   |   |   |   |   |   |   |
|   |   |   |   |   |   |   |

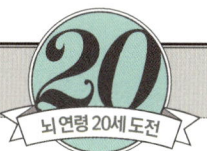

**매일의 단어 문제** | 다음 제시된 초성을 보고 정치, 경제 용어를 맞혀 보세요.

〈예시〉 ㅅ계 ㅁㅇ 기구 (WTO) → 세계무역기구

1. ㄱㅈㅌ화 ㄱ금 (IMF)
2. ㅈ유 ㅁㅇ 협ㅈ (FTA)
3. ㅅ용 ㅂ량 ㅈ
4. ㄴㅂㅎ과
5. ㅊㄱ령 ㅎㅅ회
6. ㅇ겔 ㅈㅅ
7. ㅂㄹㅇ션
8. ㅂ랙 ㅅㅇ
9. ㅇㄱ저 ㅊ
10. ㅊㅈ생 ㄱㅂ

수요일

# 나덕렬 교수의 뇌미인 이야기

## 무릎, 허리가 아프셔도 운동은 해야 합니다 (2)

다음은 자기 신체를 이용한 간단한 운동으로서, 무릎 통증, 허리 통증이 있는 분들도 할 수 있습니다. 노년의 건강한 허리는 젊을 때 부터 운동으로 관리해야 합니다. 허리가 약해지면 삶의 질도 확 떨어집니다.

| 동작 | 설명 | 동작 | 설명 |
|---|---|---|---|
|  | **상부 복부 근육을 강화하기 위한 운동입니다.**<br>1. 바닥에 누워 무릎을 구부리고 발이 바닥에 떨어지지 않도록 합니다.<br>2. 턱은 당긴 자세를 유지하여 호흡을 내쉬며 허벅지에 손을 대고 가볍게 어깨와 등이 들릴 정도로 상체를 들어 올립니다.<br>3. 복부의 근육을 느끼면서 천천히 내려옵니다.<br>[10-15회씩 3번 반복합니다.]<br>*주의사항: 엉덩이를 들거나, 허리의 힘으로 동작을 해서는 안 됩니다. |  | **몸의 뒤쪽 근육 강화와 전신의 밸런스를 향상시키기 위한 운동입니다.**<br>1. 고양이 모양으로 자세를 취합니다.<br>2. 무릎, 어깨 관절을 90도 직각으로 유지한 상태로 팔과 다리를 교차로 들어 줍니다.<br>[한쪽에 10초씩 번갈아 가며 5번 반복합니다.]<br>*주의사항: 팔과 다리를 높이 올리는 것이 아니라 들었을 때 일직선이 되도록 합니다. 어깨나 손목의 통증이 느껴지면 중지합니다. |
|  | **하부 복부 근육을 강화하기 위한 운동입니다.**<br>1. 바닥에 누워 무릎을 조금 구부리고 호흡을 내쉬며 다리를 들어올립니다.<br>2. 다리를 천천히 내려 줍니다(허리가 바닥에 닿는 지점까지).<br>[10-15회 3번 반복합니다.]<br>*주의사항: 허리통증이 느껴지면 바로 중지하고 허리가 떨어지지 않도록 합니다 |  | **배와 속근육을 강화하기 위한 운동입니다.**<br>1. 엎드린 자세에서 양팔 어깨 넓이로 벌리고 어깨와 팔꿈치를 수직이 되도록 만듭니다.<br>2. 상체와 무릎을 바닥에서 떼고 머리부터 발끝까지 일직선이 되도록 합니다.<br>[30초간 버티고 3번 반복 합니다.]<br>*주의사항: 몸이 일직선이 되지 않으면 허리에 통증이 생길 수 있으니 일직선을 유지합니다. |
|  | **몸의 뒷쪽 근육을 강화하기 위한 운동입니다.**<br>1. 엎드린 자세에서 시선은 바닥을 보고 한쪽 팔을 이마에 대고 팔과 다리를 교차로 들어 줍니다.<br>[한쪽 당 10초씩 교차하며 5번 반복 합니다.]<br>*주의사항: 다리를 들 때 반대쪽 골반이 바닥에서 떨어지지 않도록 합니다. |  | **엉덩이 근육을 강화하기 위한 운동입니다.**<br>1. 편하게 누운 상태에서 천장을 바라보고 양팔을 펴서 손바닥을 바닥에 대고 발은 어깨 넓이 만큼 벌립니다.<br>2. 호흡을 내쉬며 엉덩이에 힘을 주고 골반을 들어 올려 줍니다.<br>[10초간 정지 하고 3번 반복 합니다.]<br>*주의사항: 상체의 힘은 최대한 빼고 허리와 허벅지 뒤쪽 보다는 엉덩이에 집중합니다. |

운동요법감수 : 최동균 (경희대학교) / 변천혁 (더블에이퍼스널트레이닝)

시공간 능력

# 칠교 놀이

보기에 제시된 모양이 아래 큰 그림 속에 몇 개 숨어 있는지 찾아 보세요.
그림 안에 선을 그어가면서 세어보세요.

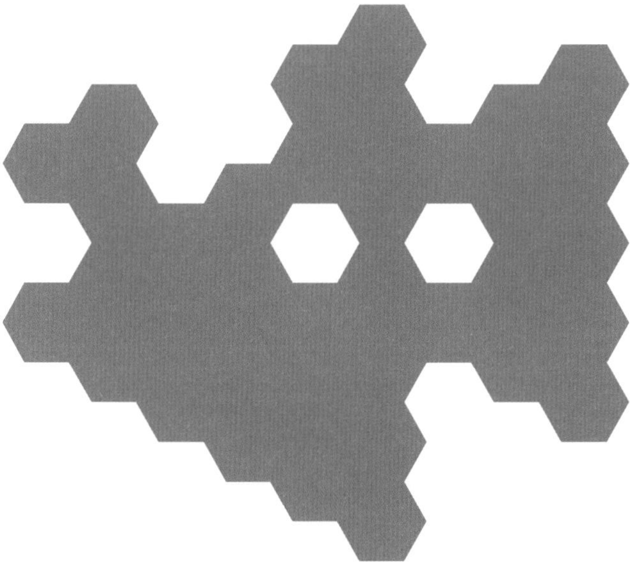

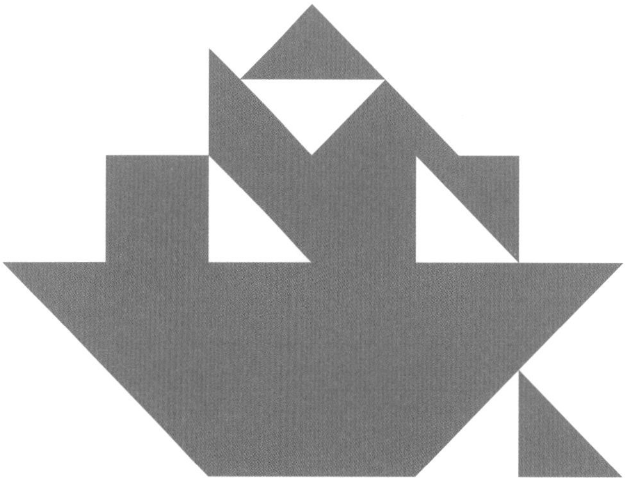

보기 : 

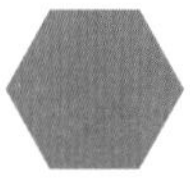

보기 : 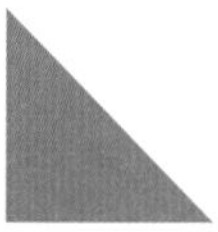

답 : ________________ 개

답 : ________________ 개

**매일의 단어 문제** | 두 글자씩 짝을 지어 단어를 만들어 보세요. (글자는 중복해서 사용해도 됩니다)

사 음 나
속 담 용
도
무 약 식
가 자

나무

| 목요일 | # 유럽의 재미있는 상식 이야기 2 |

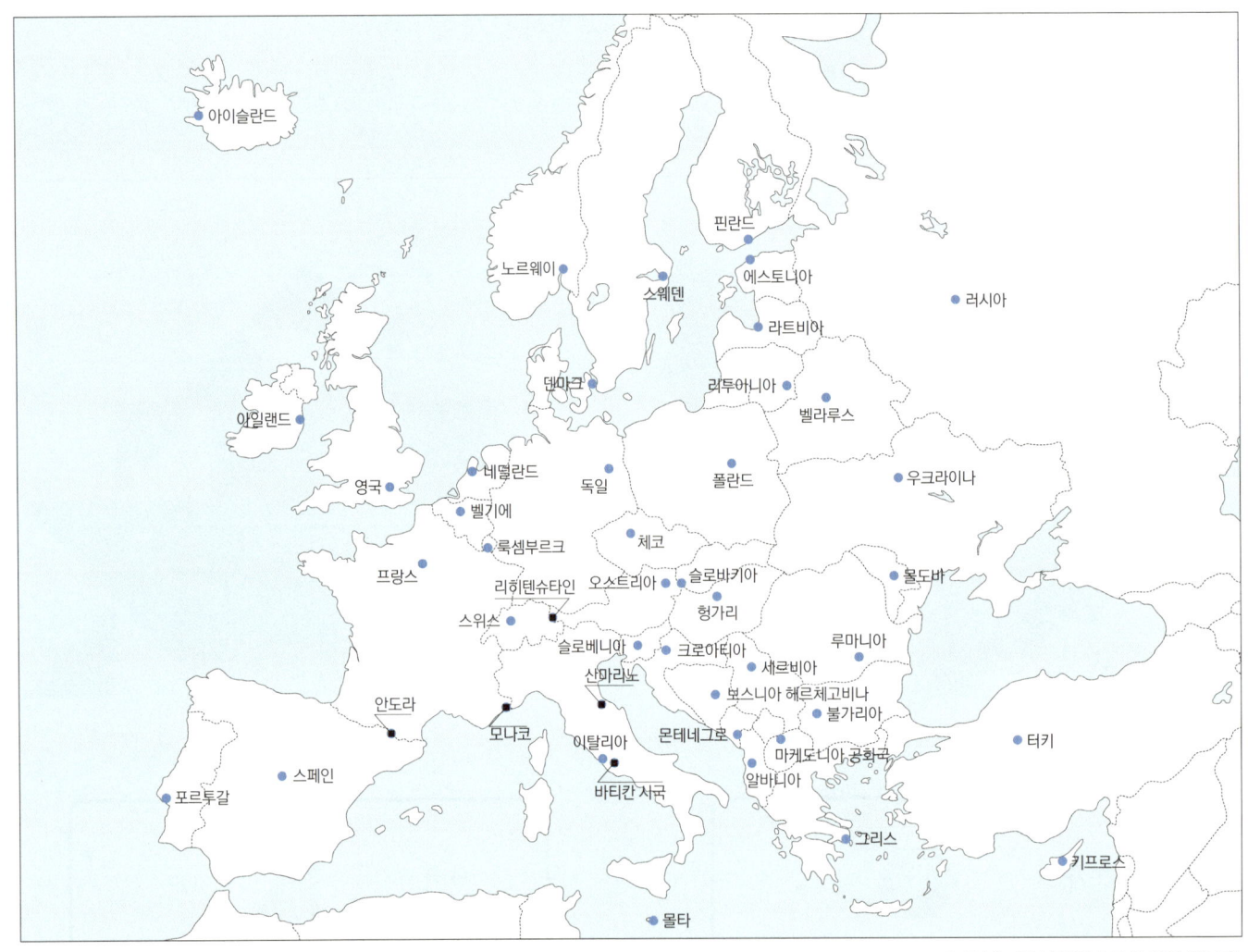

● 표시는 각 나라의 수도의 위치 입니다.

1. 유럽 국가 중 **영어**를 사용하는 나라를 예측하여 적어보고, 지도 위에 주황색으로 색칠해 보세요.

2. 유럽 국가 중 **프랑스어**를 사용하는 나라를 예측하여 적어보고, 지도 위에 노란색으로 색칠해 보세요.

3. 유럽 국가 중 **독일어**를 사용하는 나라를 예측하여 적어 보고, 지도 위에 연두색으로 색칠해 보세요.

### 지난주 복습 문제

1. 유럽 국가 중 면적이 가장 큰 나라는 어디인가요? ( ㄹ ㅅ ㅇ )
2. 유럽 국가 중 면적이 가장 작은 나라는 어디인가요? ( ㅂ ㅌ ㅋ ㅅ ㄱ )
3. 유럽 국가 중 인구가 두 번째로 많은 나라는 어디인가요? ( ㄷ ㅇ )
4. 유럽 국가 중 행복지수가 가장 높은 나라는 어디인가요? ( ㄷ ㅁ ㅋ )
5. 유럽 국가 중 국내총생산(GDP) 지수가 높은 상위 3개 나라는 어디인가요?

# 가게 계산

제과점에서 아래의 제품을 모두 사려고 합니다.
계산기를 사용하지 말고 직접 계산하여 아래 문제들의 답을 적어 보세요.

| 사야 할 것 | A 제과점 | B 제과점 | C 제과점 |
|---|---|---|---|
| 계란빵 | 1,500원 | 1,000원 | 2,200원 |
| 밤식빵 | 3,880원 | 5,100원 | 4,700원 |
| 파운트 케이크 | 22,700원 | 25,900원 | 19,900원 |
| 쿠키선물세트 | 15,000원 | 20,500원 | 18,500원 |
| 단팥빵 | 1,200원 | 690원 | 1,100원 |
| 소보로빵 | 770원 | 550원 | 900원 |
| 바게트 | 3,300원 | 5,000원 | 3,500원 |
| 생크림 케이크 | 44,000원 | 35,700원 | 40,500원 |

\* 물건 가격은 실제 물가와 무관합니다.

1. 어느 제과점에서 제품을 사는 게 가장 쌀까요?

2. A 제과점에서는 5,000원의 할인 상품권을 사용할 수 있고, B 제과점에서는 총 금액에서 만 원당 900원씩 할인받을 수 있고, C 제과점에서는 총 금액의 5%를 할인받을 수 있다면, 어느 제과점에서 빵을 사는 것이 가장 저렴할까요?

## 매일의 단어 문제 | 다음의 초성으로 만들 수 있는 단어를 20개 이상 적어 보세요.

[ ㅎ ㅅ ] 학생,

금요일

# 일주일 정리

이번 한 주 내가 한 일들을 떠올려 보세요. 기억력 향상에 많은 도움이 됩니다.

월:
화:
수:
목:
금:

이번 주 만난 사람 :

## 나의 긍정 점수

지난 한 주 만난 사람, 주위 사람들을 떠올리고 한 사람씩 평가해 보세요.
그 평가가 바로 당신의 긍정 정도를 말해 줍니다.

대상 |
점수 |
(100점 만점)

# 동전 금액 맞추기

지갑에 10원, 50원, 100원짜리 동전들이 가득합니다. 다음의 조건에 맞춰 각 동전이 몇 개씩 필요한지 맞혀 보세요. 동전의 개수와 총 금액이 모두 맞아야 합니다. 그리고 각각의 동전은 한 개 이상씩 사용해야 합니다.

예시) 동전 9개로 430원 만들기

10원 x 3개 = 30원
50원 x 4개 = 200원
100원x 2개 = 200원

9개 / 430원

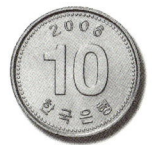 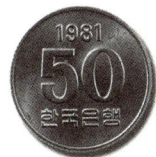 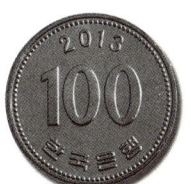

3개     4개     2개

1. 동전 13개로 340원 만들기

2. 동전 15개로 400원 만들기

3. 동전 14개로 650원 만들기

4. 동전 13개로 500원 만들기

5. 동전 14개로 620원 만들기

6. 동전 15개로 910원 만들기

---

**매일의 단어 문제** | 다음 제시된 초성을 보고 정치, 경제 용어를 맞혀 보세요.

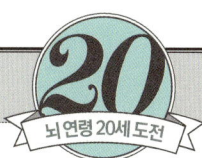

〈예시〉ㅅ계 ㅁㅇ 기구(WTO) → 세계무역기구

1. ㄷ폴ㅌ
2. ㄱㅇ정ㅂㅂ호ㅂ
3. ㄷ우ㅈㅅ
4. ㄱㄴ총ㅅㅅ(GDP)
5. ㄱㅁ총ㅅㄷ(GNI)
6. ㅈ적ㅈㅅㄱ
7. ㄱ린ㅂㅌ
8. ㅎ우ㅅ푸ㅇ
9. ㅎㅂㅈ수
10. ㅂ랙ㅋㅅ머

# [정답]

12주

### 12-1 [주의집중력 _ 머릿속 한글 세상]

문제 1. **가랑비에 옷 젖는 줄 모른다** ➡ ( 32 개)

문제 2. **까마귀 날자 배 떨어진다** ➡ ( 32 개)

문제 3. **낫 놓고 기역자도 모른다** ➡ ( 27 개)

문제 4. **지렁이도 밟으면 꿈틀한다** ➡ ( 40 개)

문제 5. **원수는 외나무 다리에서 만난다** ➡ ( 31 개)

[ 매일의 단어 문제 ]

하강, 하객, 하계, 하관, 하교, 하구, 하급, 학계, 학과, 학군, 학급, 학기, 한강, 한계, 한국, 한글, 한기, 합격, 합금, 항간, 항거, 항고, 항공, 항구, 해감, 해결, 해경, 해고, 해골, 해군, 행가, 행군, 향기, 허가, 허공, 허구, 허기, 헌금, 험구, 헛간, 헝겊, 헬기, 현관, 현금, 혈관, 혈기, 협곡, 협공, 형광, 형국, 호가, 호각, 호감, 호강, 호국, 호기, 화가, 화근, 화기, 환각, 환갑, 환경, 환기, 활개, 활기, 황금, 회갑, 회견, 회계, 회관, 회귀, 회기, 효과, 후계, 후광, 후기, 훈계, 휴가, 흉기, 희곡, 희귀, 희극 등 기타 다른 단어도 있습니다.

### 12-2 [기억력 _ 이번 달의 중요한 일정 기억]

( 개인 일정에 따른 것이므로 정답은 따로 없습니다. )

[ 매일의 단어 문제 ]
1. 국제통화기금(IMF)
2. 자유무역협정(FTA)
3. 신용불량자
4. 나비효과
5. 초고령화사회
6. 엥겔지수
7. 블루오션
8. 블랙스완
9. 연금저축
10. 최저생계비

### 12-3 [시공간 능력 _ 칠교 놀이]

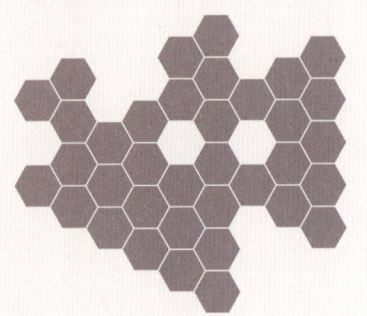

( 36 개 )

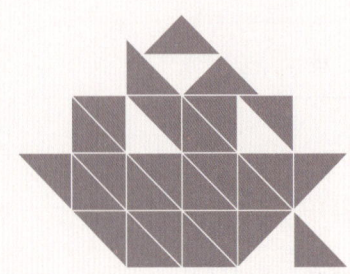

( 26 개 )

[ 매일의 단어 문제 ]

가담, 가무, 가사, 가속, 가식, 가음, 나사, 나약, 담용, 도사, 도식, 도약, 도용, 무도, 무사, 무속, 무식, 무용, 사담, 사도, 사식, 사약, 사용, 사자, 속담, 속도, 식도, 식사, 식속, 식용, 식음, 약도, 약사, 약속, 약식, 약용, 약자, 용도, 용무, 용사, 용식, 음담, 음사, 음속, 음식, 음용, 자가, 자식, 자음 등 기타 다른 단어도 있습니다.

### 12-4 [ 계산력 _ 가게 계산 ]

1. ( 답 : C 제과점 )
   - A제과점: 92,350원
   - B제과점: 94,440원
   - C제과점: 91,300원

2. ( 답 : B 제과점 )
   - A제과점: 92,350원-5,000원=87,350원
   - B제과점: 94,440원-(900원X9번=8,100원)=86,340원
   - C제과점: 91,300원-(91,300원X0.05=4,565원)=86,735원

[ 매일의 단어 문제 ]

하사, 하수, 하숙, 하순, 학사, 학설, 학술, 학습, 한술, 한숨, 한시, 한식, 함성, 함수, 항시, 합산, 합선, 합성, 합승, 해산, 해상, 해석, 해설, 해소, 핵심, 햇살, 행사, 행상, 행색, 행성, 행세, 행실, 향상, 향수, 허사, 허상, 허세, 허실, 혁신, 현상, 현세, 현실, 협상, 혈색, 형사, 형상, 형성, 형세, 형수, 형식, 호사, 호상, 호소, 호수, 호스, 호실, 혼사, 혼수, 혼식, 홀수, 화산, 화살, 화상, 화석, 화술, 화실, 확산, 확실, 환상, 환성, 환송, 활성, 황색, 황소, 회사, 회상, 회색, 회선, 회수, 회신, 회식, 회심, 횟수, 효소, 후생, 후세, 후속, 후송, 후식, 훼손, 휴식, 흡수, 희생, 흰색 등 기타 다른 단어도 있습니다.

### 12-5 [ 전두엽 기능 _ 동전 금액 맞추기 ]

|  | 10원 | 50원 | 100원 |
|---|---|---|---|
| 13개(340원) | 9개(90원) | 3개(150원) | 1개(100원) |
| 15개(400원) | 10개(100원) | 4개(200원) | 1개(100원) |
| 14개(650원) | 5개(50원) | 6개(300원) | 3개(300원) |
| 13개(500원) | 5개(50원) | 7개(350원) | 1개(100원) |
| 14개(620원) | 7개(70원) | 3개(150원) | 4개(400원) |
| 15개(910원) | 6개(60원)<br>1개(10원) | 1개(50원)<br>10개(500원) | 8개(800원)<br>4개(400원) |

[ 매일의 단어 문제 ]

1. 디폴트
2. 개인정보보호법
3. 다우지수
4. 국내총생산(GDP)
5. 국민총소득(GNI)
6. 지적재산권
7. 그린벨트
8. 하우스 푸어(House poor)
9. 행복지수
10. 블랙컨슈머(Black consumer)

12주 　　　　[ 166페이지 - 유럽 문제 정답 ]

[ 유럽의 재미있는 상식 이야기 2 ]

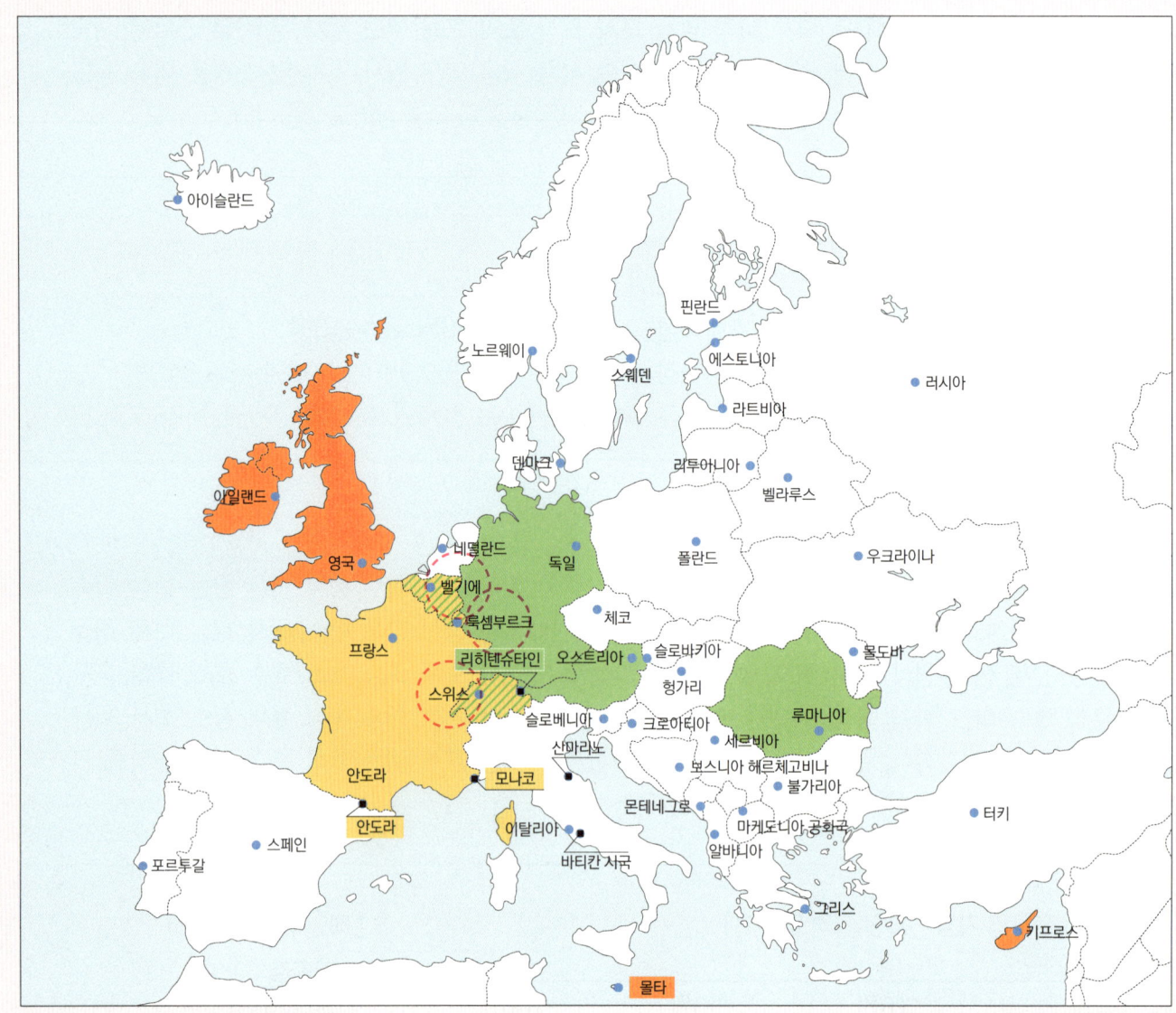

● 표시는 각 나라의 수도의 위치 입니다.

1. 영국, 아일랜드, 몰타, 키프로스

2. 프랑스, 스위스, 룩셈부르크, 벨기에, 모나코, 안도라

3. 독일, 스위스, 룩셈부르크, 오스트리아, 벨기에, 리히텐슈타인, 루마니아

* 벨기에, 룩셈부르크, 스위스 : 프랑스, 독일어 둘 다 사용

[ 지난주 복습 문제 _ 유럽의 재미있는 상식 이야기 1 ]
1. **러시아** 17,098,242㎢ 세계1위

2. **바티칸 시국**

3. **독일**
　1위 러시아(약 142,423,773명)
　2위 독일(약 80,996,685명)
　3위 프랑스(약 66,259,012명)

4. **덴마크**

5. **독일, 영국, 프랑스**(2016년 IMF 기준 출처)
　1위 독일 3조 4,678억
　2위 영국 2조 7,610억
　3위 프랑스 2조 4,648억

뇌美인 | TRAINING 2

## PERSONAL DATA

NAME | _____

MOBILE | _____

TEL HOME / OFFICE | _____

E-MAIL | _____

ADDRESS | _____

뇌美인 | TRAINING 2

| 여성 | | | | 신장 | 남성 | | | |
|---|---|---|---|---|---|---|---|---|
| 비만 | 과체중 | 표준 | 저체중 | | 저체중 | 표준 | 과체중 | 비만 |
| 51.0 | 46.8 | 42.5 | 36.1 | 150 cm | 38.3 | 45.0 | 49.5 | 54.0 |
| 52.0 | 47.7 | 43.4 | 36.8 | 151 cm | 39.0 | 45.9 | 50.5 | 55.1 |
| 53.0 | 48.6 | 44.2 | 37.6 | 152 cm | 39.8 | 46.8 | 51.5 | 56.2 |
| 54.1 | 49.6 | 45.1 | 38.3 | 153 cm | 40.5 | 47.7 | 52.5 | 57.2 |
| 55.1 | 50.5 | 45.9 | 39.0 | 154 cm | 41.3 | 48.6 | 53.5 | 58.3 |
| 56.1 | 51.4 | 46.8 | 39.7 | 155 cm | 42.1 | 49.5 | 54.5 | 59.4 |
| 57.1 | 52.4 | 47.6 | 40.5 | 156 cm | 42.8 | 50.4 | 55.4 | 60.5 |
| 58.1 | 53.3 | 48.5 | 41.2 | 157 cm | 43.6 | 51.3 | 56.4 | 61.6 |
| 59.2 | 54.2 | 49.3 | 41.9 | 158 cm | 44.4 | 52.2 | 57.4 | 62.6 |
| 60.2 | 55.2 | 50.2 | 42.6 | 159 cm | 45.1 | 53.1 | 58.4 | 63.7 |
| 61.2 | 56.1 | 51.0 | 43.4 | 160 cm | 45.9 | 54.0 | 59.4 | 64.8 |
| 62.2 | 57.0 | 51.9 | 44.1 | 161 cm | 46.7 | 54.9 | 60.4 | 65.9 |
| 63.2 | 58.0 | 52.7 | 44.8 | 162 cm | 47.4 | 55.8 | 61.4 | 67.0 |
| 64.3 | 58.9 | 53.6 | 45.5 | 163 cm | 48.2 | 56.7 | 62.4 | 68.0 |
| 65.3 | 59.8 | 54.4 | 46.2 | 164 cm | 49.0 | 57.6 | 63.4 | 69.1 |
| 66.3 | 60.8 | 55.3 | 47.0 | 165 cm | 49.7 | 58.5 | 64.4 | 70.2 |
| 67.3 | 61.7 | 56.1 | 47.7 | 166 cm | 50.5 | 59.4 | 65.3 | 71.3 |
| 68.3 | 62.6 | 57.0 | 48.4 | 167 cm | 51.3 | 60.3 | 66.3 | 72.4 |
| 69.4 | 63.6 | 57.8 | 49.1 | 168 cm | 52.0 | 61.2 | 67.3 | 73.4 |
| 70.4 | 64.5 | 58.7 | 49.9 | 169 cm | 52.8 | 62.1 | 68.3 | 74.5 |
| 71.4 | 65.5 | 59.5 | 50.6 | 170 cm | 53.6 | 63.0 | 69.3 | 75.6 |
| 72.4 | 66.4 | 60.4 | 51.3 | 171 cm | 54.3 | 63.9 | 70.3 | 76.7 |
| 73.4 | 67.3 | 61.2 | 52.0 | 172 cm | 55.1 | 64.8 | 71.3 | 77.8 |
| 74.5 | 68.3 | 62.1 | 52.7 | 173 cm | 55.8 | 65.7 | 72.3 | 78.8 |
| 75.5 | 69.2 | 62.9 | 53.5 | 174 cm | 56.6 | 66.6 | 73.3 | 79.9 |
| 76.5 | 70.1 | 63.8 | 54.2 | 175 cm | 57.4 | 67.5 | 74.3 | 81.0 |
| 77.5 | 71.1 | 64.6 | 54.9 | 176 cm | 58.1 | 68.4 | 75.2 | 82.1 |
| 78.5 | 72.0 | 65.5 | 55.6 | 177 cm | 58.9 | 69.3 | 76.2 | 83.2 |
| 79.6 | 72.9 | 66.3 | 56.4 | 178 cm | 59.7 | 70.2 | 77.2 | 84.2 |
| 80.6 | 73.9 | 67.2 | 57.1 | 179 cm | 60.4 | 71.1 | 78.2 | 85.3 |
| 81.6 | 74.8 | 68.0 | 57.8 | 180 cm | 61.2 | 72.0 | 79.2 | 86.4 |
| 82.6 | 75.7 | 68.9 | 58.5 | 181 cm | 62.0 | 72.9 | 80.2 | 87.5 |
| 83.6 | 76.7 | 69.7 | 59.2 | 182 cm | 62.7 | 73.8 | 81.2 | 88.6 |
| 84.7 | 77.6 | 70.6 | 60.0 | 183 cm | 63.5 | 74.7 | 82.2 | 89.6 |
| 85.7 | 78.5 | 71.4 | 60.7 | 184 cm | 64.3 | 75.6 | 83.2 | 90.7 |
| 86.7 | 79.5 | 72.3 | 61.4 | 185 cm | 65.0 | 76.5 | 84.2 | 91.8 |
| 87.7 | 80.4 | 73.1 | 62.1 | 186 cm | 65.8 | 77.4 | 85.1 | 92.9 |
| 88.7 | 81.3 | 74.0 | 62.9 | 187 cm | 66.6 | 78.3 | 86.1 | 94.0 |

\* BMI (Body Mass Index) 체질량 지수 계산법

BMI 지수 = 몸무게(kg) ÷ ( 신장(m) x 신장(m) )   예) 몸무게 50kg, 키 160㎝ 일 때,  BMI 지수 = 50 ÷ (1.6 x 1.6) = 19.5

# 뇌美인
TRAINING 365
2

초판 1쇄 발행 : 2016년 9월 12일

초판 2쇄 발행 : 2020년 1월 3일

지은이 : 조진주, 박종신, 나덕렬

자문위원 : 삼성서울병원 신경과 신경심리실 _ 진 주 희, 이 병 화

펴낸이 : 박 종 신

출판 디렉터 : 이 용 현

디자인 : 앤 커뮤니케이션 (010-9271-9410)

펴낸곳 : 도서출판 뇌미인

출판등록 : 2015년 6월 5일

주소 : 경기도 남양주시 사릉로 34번길 21, 105동 509호

전화 : 031-592-2353  /  팩스 : 050-4191-5259

전자우편 : brainbeauty365@gmail.com

인쇄 제본 : 중앙문화인쇄

ISBN : 979-11-956781-2-9(14510)

값 27,000원

- 잘못된 책은 바꿔드립니다.
- 이 책의 전부 또는 일부 내용을 재사용하려면 사전에 저작권자와 도서출판 뇌미인의 동의를 받으셔야 합니다.